泌尿外科疾病
诊疗指南

袁 智　周成富 ___ 主编

Diagnosis
and Treatment Guide
of Urological Diseases

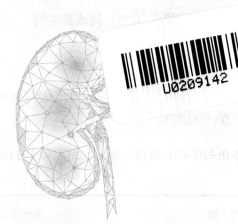

化学工业出版社
·北京·

内 容 简 介

本书主要介绍泌尿系统生理解剖、泌尿外科疾病主要症状、泌尿外科检查、泌尿外科手术、泌尿系统结石、泌尿系统炎症、泌尿系统梗阻、泌尿系统畸形、泌尿系统肿瘤、肾移植、肾上腺疾病、膀胱输尿管疾病等的病因、发病机制、临床表现、辅助检查、诊断要点、并发症及治疗等。

本书内容翔实、新颖、通俗易懂，适用于临床工作者及医学院学生参考使用。

图书在版编目(CIP)数据

泌尿外科疾病诊疗指南/袁智，周成富主编. —北京：化学工业出版社，2021.9
ISBN 978-7-122-39958-8

Ⅰ.①泌…　Ⅱ.①袁…　②周…　Ⅲ.①泌尿外科学—诊疗—指南　Ⅳ.①R69-62

中国版本图书馆 CIP 数据核字（2021）第 191469 号

责任编辑：张　蕾　　　　　　　　装帧设计：史利平
责任校对：宋　夏

出版发行：化学工业出版社（北京市东城区青年湖南街 13 号　邮政编码 100011）
印　　装：涿州市般润文化传播有限公司
710mm×1000mm　1/16　印张 11　字数 219 千字　2022 年 1 月北京第 1 版第 1 次印刷

购书咨询：010-64518888　　　　　售后服务：010-64518899
网　　址：http://www.cip.com.cn
凡购买本书，如有缺损质量问题，本社销售中心负责调换。

定　　价：49.80 元

前 ▶ 言

　　21世纪以来，随着社会经济的发展，生活方式发生了深刻的变化，泌尿外科疾病发病率不断上升，严重影响了人们的生活水平。同时，随着医学科技的发展，泌尿外科疾病的诊疗与研究也日渐活跃，各种理论和方法不断更新和完善，新的治疗技术和措施不断应用于临床。鉴于此，编者参考大量国内外文献资料，结合国内临床实际情况，编写了此书。

　　本书主要研究泌尿外科临床诊疗相关理论和实践。在现代医学观的指导下，以整体泌尿外科临床诊治为方向，加强医疗水平的全面提升。泌尿外科临床诊疗越来越得到医疗行业的重视。在泌尿外科诊治工作中，总会遇到各种各样特殊的情况。在科学的医学知识指导下，对实践进行系统总结，可以促进医护工作者了解患者诊疗过程中的相关问题。责任心强的专业人员需要不同形式的参考书和提示系统提供给患者安全有效的诊疗。因此，编者认为，加强泌尿外科诊疗的协同非常必要。

　　在编写过程中参阅了大量国内外相关文献，在此向有关专家谨致谢意。由于编者能力有限，书中疏漏和不足之处在所难免，望广大读者提出宝贵意见和建议。

编者

2021年8月

目 ▶ 录

第一章
肾脏解剖与组织结构

第一节 肾脏解剖

一、腹膜后腔

腹膜后腔的后界为后腹壁，由腰背筋膜以及包绕在一起的骶棘肌和腰方肌组成。腹膜后腔两侧毗邻腹膜外脂肪，以侧腹壁的腹横肌为界。腹膜后腔的前界是腹膜，上界是横膈，下方与腹膜外盆腔结构毗邻。

(一) 后腹壁

1. 后腹壁肌肉组织和腰背筋膜

腰背筋膜包绕骶棘肌和腰方肌，共同组成后腹壁。腰背筋膜起自腰椎的棘突，并向前方和上方伸展，在其向上方伸展时又分为三层，即后层、中层和前层。后层从后覆盖骶棘肌，同时也是背阔肌的起点；中层形成分隔骶棘肌前面与腰方肌后面的筋膜层；前层覆盖在腰方肌前面，成为腹膜后腔的后界。随着向骶棘肌和腰方肌的外侧伸展，腰背筋膜的各层融合在一起，然后与腹横机相连。腰方肌和骶棘肌形成了后腹壁的肌肉部分，填充了第 12 肋、脊柱和髂肌之间的空间。在做背部腰切口时，这些肌肉与筋膜之间的关系有着重要的临床意义。

2. 肋腹部肌肉组织

三层肌肉构成了肋腹部肌肉组织，由浅至深分别为腹外斜肌、腹内斜肌和腹横机。最浅层的腹外斜肌起自下部肋骨，再由外侧走向中线的同时向下伸展，最后附着于髂嵴和腹直肌前鞘。腹外斜肌的后界在到达腰背筋膜前终止并保持游离。下一层的腹内斜肌同样起自下肋框，但其肌纤维由中线走向外下方，最后止附于髂嵴和腰背筋膜。最深层结构为腹横肌和腹横筋膜，腹横肌起自腰背筋膜，其肌纤维直接向前方和中线行走，到达腹直肌鞘。腹横肌的深层是腹横筋膜，然后是腹膜后腔。

3. 腰肌和髂肌

腰大肌起自胸 12 至腰 5 椎体。较小些的腰小肌在约半数人群中可以辨认出来，向腰大肌中部归附，最后以一狭窄的肌腱附着于髂耻隆起。与腰肌密切接触的是髂肌，附着于髂骨盆翼的内侧面。髂肌在向下走行途中与腰肌结合，形成了髂腰肌，结合后的髂腰肌止于股骨小转子，控制屈髋动作。

4. 下肋部

除了胁腹部和后腹壁肌肉层的保护作用外，第 10～12 肋也保护着腹膜后腔的上部并与肾上腺和肾密切接触。下肋部与肾、肾上腺关系密切，下肋部损伤可导致腹膜后腔脏器的损伤。在起到保护作用的同时，下肋部及近旁的胸膜和肺也对腹膜后腔上部的外科显露造成了限制。胸膜在前方的界限为第 8 肋，在腋中线处的界限为第 10 肋，腋后线处的界限为第 12 肋，因此，在第 11 肋或第 12 肋做腰部切口时应注意有损伤胸膜的危险。

(二) 大血管/淋巴

1. 腹主动脉

腹主动脉经横膈后部于第 12 胸椎水平的膈脚之间的主动脉裂孔始自主动脉，在腹膜后腔走行，向下于第 4 腰椎水平止于髂总动脉。腹主动脉的主要分支如下。

(1) 膈下动脉　成对的侧面分支，起自腹主动脉或主动脉，是分布于横膈膜的成对动脉，起始位置个体差异较大。走行中分出肾上腺分支，称为肾上腺上动脉。

(2) 腹腔干　于第 1 腰椎上缘水平起自腹主动脉前面，系肝总动脉、胃左动脉、脾动脉的共同起点。

(3) 肾上腺动脉　成对的侧面小分支，分别进入两侧的肾上腺，也称为肾上腺中动脉。

(4) 肠系膜上动脉　为前面分支，于第 1 腰椎中部水平起自腹腔干下方 1cm 处的腹主动脉前方，但有时与腹腔干较近易形成共同主干。分布从十二指肠下半部至横结肠右 2/3 范围，供应全部的小肠和大部分的大肠。

(5) 肾动脉　成对的侧面分支，起自肠系膜上动脉稍下方水平，位于肾静脉的后方。右肾动脉于第 1～2 腰椎椎间盘水平发出，左肾动脉于第 2 腰椎上缘水平发出。

(6) 性腺动脉　成对的侧面小分支，肾动脉和肠系膜下动脉之间发出的一对较细的动脉，向下沿腹膜后向外斜行走行，分布于睾丸或卵巢，在男性称为睾丸动脉，在女性称为卵巢动脉。

(7) 肠系膜下动脉　于第 3 腰椎下缘水平起自性腺动脉下方的腹主动脉前壁，分布在横结肠左 1/3 至直肠范围。

(8) 腰动脉　在腹膜后腔走行中从腹主动脉后面规律地发出 4 对小分支，为分布于后腹壁及腰髓的 4 对动脉。

（9）骶中动脉　最后的侧后分支，发出该支后腹主动脉立即分叉为髂总动脉。骶中动脉发出分支到直肠和骶骨前面。

2. 下腔静脉

下腔静脉在第 5 腰椎下缘（正中线的右侧）起自左右髂总静脉汇合，沿腰椎上行，在第 2 腰椎水平从椎体前分界，向前上方走行。下腔静脉是走行于腹主动脉右侧的静脉，下腔静脉起始点位于腹主动脉分叉处的右后方，即髂总动脉位于髂总静脉的前方。来自左侧的静脉分支横贯腹主动脉前面汇入下腔静脉。下腔静脉向头侧行进途中接受的属支有骶中静脉、性腺静脉、肾静脉、肾上腺静脉、肝静脉。腰静脉在下腔静脉腹部的全程自后侧进入。性腺静脉和肾上腺静脉在右侧注入下腔静脉，左侧注入左肾静脉。右肾静脉短，其流入部位于右肾动脉前方进入下腔静脉。左肾静脉通过左肾动脉、肠系膜上动脉下缘的腹主动脉及右肾动脉的前方汇入下腔静脉。体壁的静脉起始部也有左右差别，右边的奇静脉起自下腔静脉的后方，左边的半奇静脉起自左肾静脉的后方。

3. 淋巴

腹腔成对器官，如肾、肾上腺等的淋巴管注入腰淋巴结。引流方向有向头侧的引流和自右侧向左侧为主的引流，最终在第 1 腰椎水平位于两侧的腰淋巴干和位于中线的肠淋巴干汇合于腹主动脉后方，进入乳糜池，形成胸导管。从外科观点，腰淋巴结分为三组：①腹主动脉左侧淋巴结；②下腔静脉右侧淋巴结；③腹主动脉下腔静脉间淋巴结。

（三）神经系统

腹膜后腔的神经结构分为两类：自主神经和躯体神经。前者提供脏器、血管、腺体和平滑肌的传入与传出神经支配，后者为皮肤、骨骼、肌肉和关节提供传出和传入神经支配。

1. 自主神经

自主神经进一步分为交感神经和副交感神经。

（1）交感神经　发自胸椎和腰椎，从交感链神经发出的节前纤维形成自主神经丛，主要有腹腔神经丛、下腹上和下腹下神经丛，从这些神经丛发出的节后交感纤维进入各自的靶组织，如肾、肾上腺、肾盂及输尿管的支配神经主要来自腹腔神经丛。

（2）副交感神经　发自颈椎和骶椎，在周围神经丛形成突触，然后进入靶组织。支配腹部的副交感神经为走行于食管周围的左、右迷走神经，在腹主动脉周围与交感神经的内脏神经一起形成腹腔神经丛，沿脏侧支支配各脏器。

2. 躯体神经

支配腹部和下肢的躯体感觉与运动神经起自腹膜后腔的腰骶神经丛。腰骶神经丛由全部腰段和骶段脊神经发出的分支形成，还有部分来自胸 12 脊神经。腰骶神经包括肋下神经、髂腹下神经、髂腹股沟神经、股外侧皮神经、生殖股神经、股神经、闭孔神经和坐骨神经。肋下神经、髂腹下神经、髂腹股沟神经这三支神经跨过腰方肌前面或内侧面，然后穿入腹横肌，继续走行于腹横肌和腹内斜肌之间。它们一起提供支配腹壁肌肉运动的神经分支，同时也提供支配下腹部和会阴部皮肤感觉的神经。腰部切口损伤这些神经会有患侧腹部肌肉松弛膨隆和皮肤感觉麻木的情况。

（四）十二指肠、胰腺、结肠

十二指肠降部位于右侧肾蒂和肾盂的前面，为显露右肾，这部分十二指肠常会被游离。胰腺头部位于十二指肠降部的内侧缘。胰体和胰尾部跨过下腔静脉和腹主动脉达到腹部左侧，与左肾上腺和左肾上极关系密切。脾动、静脉沿胰腺后面向侧方伸展，动脉位于静脉的上方。这些血管同样与左肾上极关系密切。肝曲的升结肠和脾曲的降结肠都盖在同侧肾的前面，在经腹暴露肾、输尿管时，游离结肠及其系膜是必要的。

二、肾上腺

（一）解剖关系

肾上腺位于肾上极的肾周筋膜内，被一层结缔组织与肾上极隔开，长为 3～5cm，宽为 2～4cm，厚为 0.5～1cm，重量为 5～7g。右侧呈三角形，直接覆盖于右肾上极，周围结构有肝、十二指肠和下腔静脉。左侧呈半月形，左侧比右侧大，位于左肾上极内侧，上、前方与胃、胰尾和脾血管相邻。肾上腺为橘黄色，比周围脂肪组织颜色深。

（二）结构

肾上腺分为皮质和髓质。皮质起源于中胚叶，占肾上腺重量的 90%，分为 3层。外层的球状带（颗粒层）分泌肾上腺皮质激素（如醛固酮），中间的束状带（束状层）分泌糖皮质激素（如皮质醇），内侧的网状带分泌性激素（如雄激素）。髓质由原始神经嵴来源的嗜铬细胞组成，由交感链至肾上腺的交感神经纤维支配，分泌具有神经活性的儿茶酚胺（如肾上腺素、去甲肾上腺素）。所以，肾上腺髓质嗜铬细胞分泌释放儿茶酚胺是受节前交感神经支配的。

（三）血管/淋巴

肾上腺动脉血供包括上方起自膈下动脉的肾上腺上动脉，内侧起自腹主动脉的肾上腺中动脉，下方起自肾动脉的肾上腺下动脉。

左右各形成一条位于前中部的粗大的肾上腺静脉，右侧在右肾静脉上方注入下腔静脉的后外侧。左侧与膈下静脉汇合后，经内下方斜行汇入左肾静脉。肾上腺的淋巴回流沿肾上腺静脉走行，进入主动脉周围淋巴结。

三、肾

（一）大体和显微镜下解剖

肾为两侧对称性的形似蚕豆的实质脏器官，呈棕红色，长 10～12cm，宽 5～7cm，厚约 3cm，重 135～150g。棕红色肾实质从外周向中心延续，直至肾窦，血管和集合系统互相靠近，被黄色肾窦脂肪包绕，在进行肾部分切除手术时是容易辨认的标志。在肾内侧中部肾实质缩窄形成肾门，肾动脉、静脉、肾盂输尿管移行部均穿过肾门。

肾实质可分为近表面的淡红色的皮质和深部的红褐色的髓质。髓质是由多个独立的圆锥形区域组成，颜色比皮质深，这些被皮质节段分开的相同的圆锥状结构又称肾锥体，髓质有 10～20 个锥体，更靠近中部的锥体顶部是肾乳头，每个肾乳头都有独立的肾小盏覆盖。髓质由直的肾小管部分和较粗的集合管形成。从髓质发出呈放射状的髓射线伸入皮质内，来自皮质的肾柱伸入锥体之间。

肾皮质颜色稍浅，有产生尿的肾小球和其发出的肾小管，不仅覆盖肾锥体，而且延伸至肾锥体之间，延伸至肾锥体之间的皮质称为肾柱（Bertin 柱），肾血管从肾窦穿过肾柱至外周皮质。因此，在建立经皮肾通道时应避开肾柱和其中较大的血管，经肾锥体肾乳头进入肾盏更安全。

（二）解剖毗邻与肾周筋膜

1. 解剖关系

肾位于腹膜后，位置受呼吸、体位变化和解剖异常的影响。右肾比左肾位置低 1～2cm。左肾的上极在第 12 胸椎上缘水平，下极位于第 3 腰椎中部高度，右肾位于第 1 腰椎上缘至第 3 腰椎下缘水平。

肾的上方为肾上腺，周围被脂肪组织包绕，与周围组织结合疏松。肾表面被覆纤维性被膜，肾内侧面的中央部称为肾门，有肾动脉、肾静脉、输尿管出入。后方，膈肌覆盖了双侧肾的上 1/3，第 12 肋穿过膈肌的下部分。对于经皮肾操作和腰部切口时，要注意胸膜延续至第 12 肋的后方。肾下 2/3 靠在腰大肌上，外侧为腰方肌和腹横肌腱膜。右肾上极紧靠肝，有腹膜与肝相隔。肝肾韧带连接右肾上极和肝后部。在内侧，十二指肠降部与右肾内侧肾门紧靠在一起。右肾下极前面靠近结肠肝曲。左肾上部与胰尾相邻，脾血管与左肾门和肾上极邻近。左肾外上方是脾。脾肾韧带连接左肾和脾，过度向下压左肾时可导致脾包膜撕裂。在胰尾上方，胃后壁可能靠近左肾后上方。左肾下极前方为结肠脾曲。

2. 肾周筋膜

肾周筋膜即 Gerota 筋膜，上方和外侧的肾周筋膜是封闭的，包绕左右肾、肾上腺、肾周脂肪。内侧向中线方向延伸并与对侧融合，包绕肾血管、输尿管及腹主动脉、下腔静脉。在下方，肾周筋膜没有封闭，形成一开放的潜在腔隙。肾周筋膜对肾恶性肿瘤的扩散起到解剖屏障的作用。

(三) 肾的血管结构

肾蒂一般由肾动脉、肾静脉、肾盂、淋巴管和神经组成，通过肾门进入肾。血管结构在紧靠肠系膜上动脉下方的第 2 腰椎水平，来源于腹主动脉和汇入下腔静脉。肾静脉在肾动脉前方，肾盂和输尿管位于血管结构的后方。

1. 肾动脉

右肾动脉从腹主动脉分支后，尾部向下倾斜，从下腔静脉后方进入右肾。左肾动脉直接向外侧走行进入左肾。双侧动脉都有分支分别进入肾上腺、肾盂和输尿管。

肾动脉分为前后 2 支，在肾盂前后进入肾门。前支又分为 4 支或更多，最常见总共为 5 支肾段动脉。每支肾段动脉供应肾的一个独立区域，肾段动脉之间无侧支循环，因此，肾段动脉的堵塞或损伤将引起肾段区域的梗死。后段分支相对恒定，进入肾门之前已从肾动脉分出，典型的后段动脉有 4 个分支，即顶、上、中和下部分支。后段和前段动脉的分离使肾在这些血管之间有一个无血管平面（Brodel 白线），这个纵向的平面位于肾外侧的后方，但这个平面会有变异。肾段动脉在进入肾窦后分支成为叶动脉、叶间动脉，进入肾柱。之后于髓质和皮质横向走行，在肾锥体底部，叶间动脉分支成为弓状动脉，在平行于皮髓质交界处边缘行走，进一步分支为小叶间动脉，呈放射状走行，最后这些分支形成入球小动脉，汇入成肾小球。出球小动脉离开肾小球，或作为直小血管下行进入肾髓质，或在肾小管周围再次形成次级毛细血管网，移行为小叶间静脉。

2. 肾静脉

肾静脉回流与动脉血供密切相关。小叶间静脉之后逐渐汇聚成弓状静脉、叶间静脉、叶静脉和段静脉，均与各自动脉相伴行。静脉回流可以通过漏斗周围的静脉环自由交通，为肾静脉回流提供了广泛的侧支循环。所以，段静脉分支的阻塞对静脉回流影响不大。在段静脉之后，静脉汇合成 2~5 支静脉主干，最后合并成肾静脉。

左肾静脉长 6~10cm，左肾静脉长度是右肾静脉（长 2~4cm）的 3 倍。左肾静脉横穿于肠系膜上动脉后方和腹主动脉前方流入下腔静脉左侧。左肾静脉与腹主动脉的左缘交叉处分为外侧部和内侧部两个区。外侧部从上方为接受左肾上腺静脉回流，下方接受性腺（睾丸、卵巢）静脉回流，后方接受腰静脉回流。内侧部是横穿腹主动脉区域，后方为左右肾动脉起始。

3. 常见血管变异

肾血管解剖变异常见，发生率约 25%，最常见为额外的肾动脉，更常见于左侧。这些肾动脉可以经肾门，也可直接进入肾实质。右侧下极动脉可穿过下腔静脉前方，两侧下极动脉均可穿过集合系统前方，引起肾盂输尿管连接部梗阻。变异的静脉较少见，一种是可有右肾门的重复肾静脉，另一种情况是异常的左肾静脉，或走行于腹主动脉后方，或分为两支围绕在腹主动脉的前后方，形成围绕腹主动脉的环状形式。

（四）肾的淋巴系统

肾的淋巴系统主要沿血管走行穿过肾柱，随后在肾窦内形成几支较粗的淋巴干。这些淋巴管离开肾门后，接受来自肾包膜、肾周组织、肾盂和上段输尿管的淋巴回流，随后注入肾静脉周围淋巴结。之后，左侧主要回流入左侧腹主动脉旁淋巴结。右侧淋巴回流入腹主动脉右侧与下腔静脉之间和右侧下腔静脉旁淋巴结。

（五）肾集合系统

1. 从肾小球至肾集合系统的显微解剖

由肾小球毛细血管集合体和包裹肾小球的上皮性肾小囊（Bowman 囊）共同组成肾小体。肾小管由单层上皮细胞围绕管腔，形成细长的管（全长 10～20cm，直径 15～60μm）。1 个肾小体和 1 个肾小管构成肾产生尿的功能单位，称为肾单位，每个肾中有（100～150）万个肾单位。最初由 Bowman 囊收集尿性滤液，随后进入肾小球发出的近端肾曲小管深入皮质，下行至髓质，形成髓襻（亨利襻，Henle 襻），Henle 襻逆转再上行至皮质，变为远端肾曲小管。远端肾曲小管再次改变方向，向肾内侧走行成为小集合管，多个肾单位的小集合管汇成大集合管，进入肾乳头，在肾乳头的头端开口于肾盏。每个肾乳头有 20～30 个乳头管。

2. 肾乳头、肾盏、肾盂

肾乳头是髓质锥体的顶部，每个肾乳头都被一个肾小盏呈杯形覆盖。肾小盏杯口向下变窄形成一个漏斗。肾小盏的数目变异很大，有 4～18 个，通常 7～10 个，漏斗的直径和长度也有很大变化。漏斗融合形成 2 个或 3 个肾大盏，就是通常称为的上、中和下盏。这些肾盏汇合形成肾盂。肾盂大小也有变异，从小的肾内型肾盂到大的突出的肾外型肾盂。最后，肾盂变窄形成肾盂输尿管连接部，标志着输尿管的开始。

（六）肾的神经支配

交感节前神经纤维起源于第 8 胸椎至第 1 腰椎脊髓节段，以腹主动脉肾神经节为中心，在肾动脉周围形成网状的自主神经丛进入肾。自主神经支配的主要功能是使血管舒缩。即使没有这些神经支配，肾功能也能维持正常，移植肾的功能良好就是证据。

四、输尿管

(一) 解剖关系

输尿管是长为 25～30cm，直径为 5～7mm 的运送尿的管道。在肾门始于漏斗状的肾盂，位于肾动、静脉的后方，沿腰大肌的前缘下行到达膀胱。输尿管壁分为黏膜、平滑肌、纤维性外膜。黏膜为移行上皮，平滑肌呈内纵外环，其中下段 1/3 由内纵、中环、外纵三层组成。输尿管走行中，在男性盆腔内输尿管交叉于输精管后方，在女性通过子宫颈的侧面从子宫动脉的后下方绕过。因此，在切除子宫时有输尿管损伤的风险。

(二) 输尿管腔的生理性狭窄

输尿管有三处明显狭窄，即肾盂输尿管移行部、跨越髂血管处及输尿管膀胱连接部（输尿管的膀胱壁内段）管腔狭窄，称之为生理性狭窄。输尿管跨越髂血管处通常位于髂总动脉分支为髂内外动脉处，在寻找输尿管时可以作为标志。

输尿管的角度即在跨越髂血管时向前，随后进入盆腔向后内侧进入膀胱后方走行，这种成角可能会限制输尿管镜的通过。对于输尿管管腔三维行程及输尿管成角的认识有助于安全和成功地进行输尿管镜操作。

(三) 输尿管分段

输尿管分为三段，上段从肾盂处至骶髂关节上缘处，中段为骶髂关节上下缘间，下段为骶髂关节下缘至输尿管膀胱开口处。也有将输尿管分为腹段和盆段的，腹段输尿管从肾盂至髂血管，盆段输尿管从髂血管至膀胱。

(四) 输尿管血供和淋巴回流

输尿管接受沿其走行的很多动脉分支的血供，腹段血供来自内侧，盆段来自外侧，这些动脉分支进入输尿管浆膜层下后广泛交通形成血管网。输尿管的动脉支配被分为上 1/3、中 1/3、下 1/3 三部，上部由来自肾动脉前后分支分布于肾脂肪被膜的分支支配。中部上方是腹主动脉直接分支，下方为睾丸（卵巢）动脉和髂总动脉的分支。下部（盆段）男性为上方髂内动脉的直接分支，下方为膀胱上动脉、输精管动脉膀胱下动脉等的分支；女性主要为膀胱上、下动脉，子宫动脉供应很少。

静脉回流与动脉血供伴行。静脉分为上、中、下三部。上部左侧经肾静脉，右侧经腰静脉，或者直接流入下腔静脉。中部流入肾静脉、睾丸（卵巢）静脉、下腔静脉（右侧）、左髂总静脉（左侧）。下部流入髂内静脉或膀胱静脉丛。在盆段，输尿管淋巴回流到髂总、髂内外淋巴结。在腹段，左输尿管淋巴主要回流至左侧腹主动脉周围的淋巴结，而右输尿管淋巴主要回流至右侧下腔静脉周围和腹主动脉、下腔静脉之间的淋巴结。上段输尿管和肾盂的淋巴主要汇入同侧肾的淋巴回流。

（五）输尿管神经支配及疼痛感知

神经支配接受自腰部的交感神经分支和骶骨的副交感神经分支，到达通路分为上、中、下三部。上部来自肾神经丛、中部来自睾丸（卵巢）神经丛、下部来自腹下神经（交感神经）或盆神经丛。

输尿管的正常蠕动不需要自主传入神经，蠕动从固有平滑肌起搏点发源并传播，其位置在肾集合系统的肾小盏。自主神经系统在这个过程中可能发挥某种调节效应。肾被膜、肾集合系统、输尿管受到张力（扩张）可刺激肾输尿管痛觉神经纤维。神经信号通过交感神经传播，导致内脏型躯体牵涉痛。典型的疼痛依赖造成有害内脏刺激的位置，可分布于肋下、髂骨下、髂腹股沟和（或）生殖股神经支配区域，导致腰腹部腹股沟或阴囊（或阴唇）疼痛。

第二节　肾脏组织结构

肾呈蚕豆形，内侧缘中部凹陷处称肾门，是肾动脉、肾静脉、淋巴管、神经和输尿管出入之处。肾表面包有致密结缔组织构成的被膜。在冠状剖面上，肾实质分为浅层的皮质和深层的髓质两部分。皮质呈暗红色，髓质色淡，由 10～18 个肾锥体组成。锥体底部与皮质相连组成肾叶，顶部突入肾小盏，称肾乳头。肾乳头顶端有 10～25 个乳头孔，肾内产生的尿液经此孔排入肾小盏。肾锥体间的皮质称肾柱。髓质的结构呈放射状伸入皮质，形成髓放线，髓放线之间的皮质称皮质迷路。每条髓放线及其周围的皮质迷路组成一个肾小叶。

肾实质主要由大量泌尿小管组成，其间有少量结缔组织、血管及神经构成的肾间质。泌尿小管是由单层上皮围成的管道，包括肾小管和集合管系两部分。肾小管是长而不分支的弯支曲管道，其起始部膨大凹陷形成双层的肾小囊，与血管球共同构成肾小体，肾小管的末端与集合管相连。每个肾小体和与之相连的肾小管共同组成肾单位。肾单位和集合管在胚胎发生时来源不同，前者来自出生后肾组织，后者则来自输尿管芽。泌尿小管各段在肾实质内有一定的分布及走向。肾小体位于皮质迷路和肾柱内。

肾小管又分为近端小管、细段和远端小管。近端小管可分为曲部和直部，曲部与肾小体相连，并盘曲在肾小体周围；直部位于髓放线，沿髓放线直行进入髓质，其管径骤然变细，称为细段。细段在髓质内反折上行，与管径增粗的远端小管相延续。远端小管也分两段，直行于髓质及髓放线的一段称直部，离开髓放线、盘曲于所属肾小体周围的一段称曲部。近端小管直部、细段和远端小管直部构成的 U 形襻称髓襻或肾单位襻，也称亨利襻（Henle 襻）。由皮质向髓质方向下行的一段称髓襻降支，由髓质向皮质方向上行的一段为髓襻升支。远端小管的末端通入集合管系。集合管系又分三段，其起始段与远端小管曲部相连，称集合小管或连接小管，位于皮质迷路；与集合小管相连、沿髓放线直行于皮质的一段称皮质集合管；走行于髓质、直达肾锥体乳头处的一段称髓质集合管。在肾乳头处，集合管管径变粗，改称乳头管，开口于肾小盏。

一、肾单位的结构和功能

肾单位是肾结构和功能的基本单位，由肾小体和肾小管组成，每个肾有（100~150）万个肾单位。根据肾小体在皮质内位置可将肾单位分为浅表肾单位和髓旁肾单位。浅表肾单位约占肾单位总数的 85%，其肾小体体积较小，位于皮质浅层和中层，髓襻和细段较短。这种肾单位在尿液形成中起重要作用。髓旁肾单位约占肾单位总数的 15%，其肾小体较大，靠近髓质分布，髓襻和细段较长。这种肾单位与尿液浓缩密切相关。

（一）肾小体

肾小体呈球形，又称肾小球，直径约 200μm，包括血管球及肾小囊两部分。肾小体有两个极，血管出入端称血管极，另一端与近端小管相连，称尿极。

1. 血管球

血管球是包在肾小囊内的一团迂曲的毛细血管，由入球微动脉分支而成。入球微动脉为来自肾动脉的细小分支，从血管极进入肾小囊，分成 3~5 条初级分支，每支再分成网状毛细血管襻，血管襻外面附有肾小囊脏层上皮，血管襻之间有血管系膜填充。毛细血管最终汇合成一条出球微动脉，由血管极离开肾小体。由于两端都是动脉，所以血管球为一动脉性毛细血管网。入球微动脉的管径粗于出球微动脉，故血管球内的血压高于一般毛细血管。当血液流经血管球时，大量水分和小分子物质易于通过血管壁而进入肾小囊。电镜下，血管球毛细血管为有孔型，孔径 50~100nm，孔上无隔膜，有利于滤过。血管内皮细胞游离面覆有细胞衣，富含带负电荷的涎酸糖蛋白，对血液中大分子物质的通透具有一定的选择作用。内皮外大部分包有较厚的血管球基膜，仅在血管系膜侧缺如，此处内皮细胞与系膜直接接触。光镜下，基膜为均质状，PAS 反应阳性。在电镜下，基膜由内疏层、致密层和外疏层三层构成。致密层较厚，电子密度较高；内外疏层薄，电子密度较低。基膜内主要含有Ⅳ型胶原蛋白硫酸乙酰肝素蛋白多糖和包括层粘连蛋白、巢蛋白及纤连蛋白在内的糖蛋白成分，形成以Ⅳ型胶原蛋白为骨架的分子筛，骨架上附有的硫酸乙酰肝素带有许多负电荷，可阻止带负电荷的物质通过，故基膜对滤液中的大分子物质有选择性通透作用。

血管系膜又称球内系膜，由球内系膜细胞和系膜基质组成。光镜下，系膜细胞与内皮细胞不易区分。电镜下，系膜细胞形态不规则，其突起可伸至内皮与基膜之间，或经内皮细胞之间伸入毛细血管腔内；细胞核小，染色深，胞质内有发达的粗面内质网和核糖体，高尔基复合体明显，并可见散在溶酶体和大小不等的吞噬泡，有时还可见少量分泌颗粒；胞体和突起内有微丝、微管和中间丝。系膜细胞的功能主要是合成和分泌基质，同时还可以吞噬沉积在基膜上的大分子物质，如免疫复合物，参与基膜的更新，以维持基膜的通透性。通过微丝和微管的作用使细胞突起收缩，可以调节毛细血管的管径以影响血管球的血容量。此外，系膜细胞还可以分泌肾素和多种酶，可能与血管球内血容量的局部调节有关。正常情况下，血管系膜细胞更新缓慢，但在病理情况下（如肾炎），系膜细胞增生活跃。系膜基质填充在系膜细胞之间，富含Ⅳ型胶原蛋白和蛋白多糖，对血管球毛细血管起支持作用，并有利于液体和大分子物质滤过。血管系膜内还可见少量巨噬细胞。

2. 肾小囊

肾小囊又称 Bowman 囊，是肾小管起始部膨大凹陷而成的双层囊，囊内有血管球。肾小囊外层又称为肾小囊壁层，由单层扁平上皮细胞构成，在肾小体尿极处与近端小管上皮相延续；在血管极处，上皮向内返折成为肾小囊内层（肾小囊脏层），两层之间的腔隙为肾小囊腔，与近曲小管的管腔相通。脏层上皮细胞形态特殊，有许多大小不等的突起，称为足细胞。足细胞胞体较大，核染色浅，凸向囊腔。电镜下，胞质内粗面内质网和游离核糖体丰富，高尔基复合体体积较大，还常见内吞噬泡、溶酶体等。由胞体伸出若干大的初级突起，每个初级突起又分出许多指状的次级突起，又称足突。相邻足突互相穿插成栅栏状，紧贴在毛细血管基膜外。足突之间的间隙称裂孔，宽约 25nm，孔上覆有一层薄膜，称裂孔膜，厚 4～6nm。足细胞突起内含有较多的微管及微丝，微丝收缩可使突起活动而改变裂孔的宽度。足细胞表面覆有一层糖衣，内含多种带负电荷的涎酸糖蛋白，可防止足细胞与肾小囊壁层上皮贴附，维持足突的指状镶嵌构型及足突间裂孔的宽度，并对大分子物质滤入肾小囊腔有一定的选择性通透作用。

近年来发现，在肾小囊壁层和脏层交界处，有一种特殊的细胞围绕血管极，称极周细胞。入肾的极周细胞数量少，每个肾小体有 1～10 个，其基部贴附在肾小囊基膜上，游离面有微绒毛，朝向肾小囊腔，相邻细胞间有连接复合体。细胞质具有典型的蛋白质分泌细胞的结构特征。极周细胞的确切功能尚不清楚，可能向肾小囊腔内释放某种因子，调节肾小管上皮细胞的重吸收和分泌功能。

肾小体类似一个滤过器，以滤过方式形成滤液。血管球毛细血管内的血浆成分滤入肾小囊腔必须经过有孔内皮、基膜和足突之间的裂孔膜，这三层结构构成了滤过膜或滤过屏障。滤入肾小囊腔的液体称原尿，原尿除不含大分子蛋白质外，其成分与血浆相似。滤过膜对血浆成分具有分子大小和所带电荷属性的双重选择性通透作用。一般情况下，分子量小于 70kDa 的物质，如水、电解质、多肽、葡萄糖和尿素等，可通过滤过膜。分子量为 69kDa 的白蛋白可少量通过，而分子量在 $150\sim200$kDa 的免疫球蛋白则不能通过。毛细血管内皮表面和足细胞表面带负电荷的涎酸糖蛋白，基膜内带负电荷的硫酸乙酰肝素蛋白多糖均可阻止血浆内带负电荷的物质通过，防止血浆蛋白滤出。若涎酸糖蛋白丢失，或基膜内阴离子位点丧失，均会引起蛋白尿。成人一昼夜两肾可产生 180L 原尿（每分钟 125mL），若滤过膜受损，则血浆中的大分子蛋白质和血细胞可通过滤过膜，出现蛋白尿和血尿。

（二）肾小管

肾小管包括近端小管、细段和远端小管，管壁均由单层上皮围成，上皮外有基膜及少量结缔组织。近端小管与肾小囊相连，远端小管与集合管相通。各段肾小管的管径、长度以及上皮细胞的形态结构均随功能的差异而有所不同。肾小管有重吸收和排泄功能。

1. 近端小管

近端小管是肾小管中最粗最长的一段，管径 $50\sim60\mu m$，长约 14mm，约占肾小管总长的一半，可分为曲部和直部两段。

（1）近端小管曲部　又称近曲小管，位于皮质内，迂曲于肾小体附近。光镜下观察，近曲小管管壁由单层立方或锥体形细胞围成，细胞体积较大，分界不清，核呈圆形，靠近细胞基底部，胞质强嗜酸性，染成红色，其游离面有刷状缘，基部有纵纹。电镜下可见，细胞游离面的刷状缘为密集排列的微绒毛。每个细胞约有 6500根微绒毛，极大地增加了细胞的表面积。微绒毛表面有一层糖衣覆盖，内含多肽酶、ATP 酶、碱性磷酸酶等，与细胞的重吸收功能有关。微绒毛基部之间有细胞膜内陷形成的小泡。实验表明，这些小泡与滤液中大分子物质的重吸收有关。细胞侧面有许多指状侧突，相邻细胞的侧突相互嵌合，故光镜下上皮细胞分界不清。细胞基底部有发达的质膜内褶，内褶之间有大量纵行排列的杆状线粒体，质膜内褶和线粒体共同构成光镜下的纵纹。侧突及质膜内褶增大了细胞侧面及基底面的面积，有利于与间质之间进行物质交换。细胞基部质膜上含有丰富的 Na^+-K^+-ATP 酶（钠钾泵），可将细胞内钠离子泵入周围的间质。

（2）近端小管直部　又称髓襻降支粗段，其结构与近曲小管相似，只是上皮细胞略矮，微绒毛、侧突及质膜内褶等不如曲部发达。

近端小管是原尿重吸收的主要场所。原尿中 85% 的钠离子和水分，几乎全部的葡萄糖、小分子蛋白质、多肽、氨基酸，50% 的碳酸氢盐、磷酸盐以及维生素等均在此处重吸收。另外，近端小管还通过分泌或排泄等方式将体内的某些代谢终产物及药物排入管腔，如氢离子、氨、肌酐、肌酸、马尿酸、青霉素、酚红等。临床上常利用酚红排泄试验判断近端小管的功能状态。

2. 细段

细段位于髓放线和肾锥体内，浅表肾单位的细段较短，参与组成髓襻降支；髓旁肾单位细段长，由降支再返折上行，又参与构成升支。细段管径细，直径 $10 \sim 15 \mu m$。

管壁由单层扁平上皮构成。细胞含核部分突向管腔，胞质着色浅淡，游离面无刷状缘。电镜下，细胞游离面有少量微绒毛，基底面有少量质膜内褶。细段上皮薄，水和离子易于透过。

3. 远端小管

远端小管包括远端小管直部和曲部。管壁由单层立方细胞组成，细胞体积较小，管腔较大，上皮细胞游离面无刷状缘，基底部纵纹明显。

（1）远端小管直部　即髓襻升支粗段，经肾锥体和髓放线上行至皮质。管壁直径约 $40 \mu m$，长约9mm。管壁为单层立方上皮，核圆居中，胞质染色较浅，细胞分界较清楚，游离面无刷状缘，基底纵纹较明显。电镜下，细胞腔面有少量短小的微绒毛，基底部质膜内褶发达，有的内褶可伸至细胞顶部；内褶间线粒体细长，数量多。内褶的质膜上有许多 $Na^+\text{-}K^+\text{-}ATP$ 酶，可将细胞钠离子泵入小管外。小管游离面和侧面的细胞膜上存在着能阻止水分子通过的酸性糖蛋白，称 TH 蛋白。该蛋白呈凝胶状，致使水不能通过管壁，故小管液呈低渗状态。重吸收的 NaCl 泵入间质，从而造成从肾锥体至肾乳头，间质内的渗透压逐步增高，有利于集合管内尿液的浓缩。

（2）远端小管曲部　又称远曲小管，位于皮质内，直径 $30 \sim 40 \mu m$。其超微结构与直部基本相似，只是质膜内褶和线粒体不如直部发达。

远曲小管是离子交换的重要部位，细胞可吸收 Na^+，分泌 K^+、H^+ 和 NH_4^+ 以调节机体的水盐平衡及维持体液的酸碱平衡。远曲小管的功能活动受激素的调节，醛固酮能促进其重吸收 Na^+，排出 K^+；抗利尿激素可促进此段对水的重吸收，使尿液浓缩，尿量减少。

二、集合管系

集合管系全长 $20 \sim 40mm$，分为弓形集合管、皮质集合管和髓质集合管三段。弓形集合管短，位于皮质迷路内，与远端小管曲部相连，呈弧形，至髓放线折向髓质方向走行，成为皮质集合管。皮质集合管沿髓放线直行下达肾锥体，髓质集合管在肾锥体下行至锥体乳头处，改称乳头管，开口于肾小球。集合管下行时沿途有许多远端小管汇入，管径由细逐渐变粗（$40 \sim 300 \mu m$），随着管径增粗，管壁上皮由单层立方逐渐增高为单层柱状，至乳头管处成为高柱状上皮。集合管上皮细胞界限清晰，胞质着色浅而清亮，核圆居中。电镜观察，集合管上皮由亮细胞和暗细胞组成，在集合管的不同部位，两种细胞所占比例不同。亮细胞又称主细胞，其数量多，细胞游离面有少量微绒毛，外层附有糖衣，胞质内细胞器少，线粒体小，呈卵圆形，散在于胞质内，质膜内褶不发达。暗细胞又称闰细胞，单个存在于主细胞之间。皮质集合管内暗细胞数量较多，随着集合管下行，其数量逐渐减少至消失，至乳头管处已没有暗细胞。

电镜下可见暗细胞游离面突向管腔，有明显的微皱褶和微绒毛，胞质内线粒体较多。集合管也可重吸收 H_2O，排出 K^+、H^+ 和 NH_4^+ 等，对尿液浓缩和维持体液的酸碱平衡起重要作用。其功能活动也受醛固酮及抗利尿激素的调节。

肾小体形成的原尿，经肾小管各段及集合管后，其中99％左右的水分、无机盐和几乎全部的营养物质等被重新吸收入血，同时肾小管上皮还通过主动分泌代谢废物，经集合管系进一步浓缩后，最终形成终尿，经乳头管依次进入肾盏及肾盂。机体每天排出 $1\sim2L$ 终尿，仅占原尿的1％左右。肾在生成尿液过程中不仅排出了机体的代谢废物，而且维持了机体的水盐平衡和内环境的稳定。

三、乳头管、肾盏和肾盂

乳头管、肾盏和肾盂为肾内排尿管道。乳头管上皮为高柱状，肾盏上皮和乳头管上皮相移行，为 $2\sim3$ 层细胞组成的变移上皮，上皮外有少量结缔组织和环行平滑肌。肾盂的变移上皮稍厚，肌层为内纵行和外环行两层平滑肌。

四、球旁复合体

球旁复合体又称肾小球旁器，由球旁细胞、致密斑和球外系膜细胞组成，位于肾小体血管极，大致呈三角形。入球微动脉和出球微动脉为三角形的两边，致密斑构成三角形的底，球外系膜细胞位于三角区中心。

(一) 球旁细胞

球旁细胞由入球微动脉管壁中膜的平滑肌细胞转变而成。细胞体积较大，呈立方形，核大而圆。胞质弱嗜碱性，内含大量分泌颗粒。电镜下，细胞内粗面内质网丰富，高尔基复合体发达，颗粒呈均质状，内含肾素，通过出胞作用排出，释放到周围间质中。肾素是一种蛋白水解酶，能使血浆中血管紧张素原转变成血管紧张素Ⅰ，后者在血管内皮细胞分泌的转换酶作用下转变为血管紧张素Ⅱ。两种血管紧张素均可使血管平滑肌收缩，引起血压升高，血管紧张素Ⅰ的作用较血管紧张素Ⅱ更强。此外，血管紧张素Ⅱ还刺激肾上腺皮质分泌醛固酮，促进远曲小管和集合管重

吸收 Na^+，同时伴有水的重吸收，致使血容量增大，血压升高。

（二）致密斑

远端小管靠近肾小体血管极一侧的上皮细胞增高变窄，形成椭圆形的斑块状隆起，称致密斑。此处细胞呈高柱状，排列紧密；核椭圆形，靠近细胞游离面。致密斑是一种离子感受器，可感受远端小管内 Na^+ 浓度的变化。当 Na^+ 浓度降低时，致密斑将信息传递给球旁细胞，促使其分泌肾素，增强远端小管和集合管重吸收 Na^+，以提升血钠水平。

（三）球外系膜细胞

球外系膜细胞又称极垫细胞，位于入球微动脉、出球微动脉和致密斑围成的三角形区域内。细胞体积小，有突起，与球内系膜细胞相延续。球外系膜细胞与球旁细胞、血管系膜细胞之间形成缝隙连接，因此可能起"信息"传递作用。

球旁复合体是机体调节血压、水及电解质平衡的装置。此外，还能产生促红细胞生成因子，使血液中的促红细胞生成素原转变成促红细胞生成素，诱发造血干细胞向红细胞系分化发育。晚期肾病患者出现贫血，可能与该因子缺乏有关。

五、肾间质

泌尿小管之间的结缔组织称为肾间质。皮质内间质较少，髓质内较多。间质内的纤维有三种，分别由 I 型、III 型和IV型胶原蛋白组成。I 型胶原蛋白分子上结合着糖胺聚糖，构成带状的胶原纤维；III 型胶原蛋白构成网状纤维，位于泌尿小管周围；IV 型胶原蛋白参与构成基膜。基质主要由糖胺聚糖和间质液组成，前者包括硫酸乙酰肝素、硫酸皮肤素和玻璃酸等；后者内含由肾小管和集合管重吸收并向毛细血管输送的水和营养物质。间质细胞有多种，主要为成纤维细胞、巨噬细胞和载脂间质细胞。成纤维细胞数量较多，细胞有长突起，并有分支，可合成间质内的纤维和基质；巨噬细胞数量较少，细胞呈圆形，表面有微皱褶，其功能除吞噬外，还参与降解髓质内的硫酸糖胺聚糖；载脂间质细胞是髓质间质内的重要细胞成分，细胞呈不规则形或星形，有许多长突起，胞质内有脂滴及多种细胞器。载脂间质细胞可合成间质内的纤维和基质，产生前列腺素、肾髓质抗高血压脂，细胞突起的收缩还可促进周围血管内的血液流动，运走重吸收的水分，从而促进尿液浓缩。

六、肾的血液循环

肾动脉自肾门入肾后，分为数支叶间动脉走行在肾锥体之间，叶间动脉分支为弓形动脉走行在皮质与髓质交界处。弓形动脉分支成小叶间动脉，呈放射状走行于皮质迷路内，其终末支进入被膜，分支成毛细血管网。小叶间动脉沿途向周围不断分出许多侧支，进入肾小体，即入球微动脉。入球微动脉分支形成血管球，继而汇合成出球微动脉，离开肾小体后再次形成毛细血管网，称球后毛细血管网，分布在相应的肾小管周围。髓旁肾单位的出球微动脉除形成球后毛细血管网外，还发出若干直小动脉进入髓质，与返折上行的直小静脉形成 U 形血管襻，与相应的髓襻伴行，构成了尿液浓缩的结构基础。被膜毛细血管汇合成星形静脉，下行为小叶间静脉，沿途收集皮质静脉血，注入弓形静脉、叶间静脉、最后经肾静脉离开肾。肾内血液循环的特点是：①肾动脉直接起于腹主动脉，故肾内血液流量大，流速快，每 $4\sim5min$ 人体血液就全部流经肾内而被滤过。②肾小体血管球的两端皆为微动脉，入球微动脉比出球微动脉粗，因而血管球内压力较高，有利于滤过。③肾内动脉血管两次形成毛细血管网，即入球微动脉分支形成血管球毛细血管网，出球微动脉分支形成球后毛细血管网。④髓质内存在着与髓襻伴行的 U 形血管襻，有利于尿液的浓缩。⑤肾内不同区域血流量不同，皮质血流量大，约占肾血流量的 90%，髓质血流量小，仅占肾血流量的 10%，流速也慢。在急性肾衰竭时，常由于小叶间动脉发生痉挛收缩，致使皮质浅表供血减少甚至中断，引起浅表肾单位的肾小体滤过功能严重低下，甚至缺血性坏死，患者出现少尿、无尿等急性肾衰竭症状。

第二章
肾上腺疾病

第一节　皮质醇症

一、概述

皮质醇症即皮质醇增多症，又称库欣综合征，是最常见的肾上腺皮质疾病，是由于肾上腺皮质长期分泌过量皮质醇引起的一组症状。主要临床特征为向心性肥胖、皮肤紫纹、骨质疏松、高血压、糖尿病及体癣等。

该病按病因可分为促肾上腺皮质激素（ACTH）依赖性（一般表现为肾上腺皮质增生）和 ACTH 非依赖性（一般表现为肿瘤）。ACTH 依赖性包括垂体性皮质醇症即库欣病（Cushing 病）和异位 ACTH 综合征；ACTH 非依赖性包括肾上腺皮质腺瘤和肾上腺皮质癌。

二、诊断依据

1. 临床表现

（1）向心性肥胖　多见轻至中度肥胖，典型症状为满月脸、水牛背、悬垂腹和锁骨上窝脂肪垫。主要原因是皮质醇分泌过多引起脂肪代谢异常和脂肪异常分布。

（2）高血压和低血钾　皮质醇具有保钠排钾作用。机体内总钠增多，血容量扩大，血压升高，一般为轻至中度升高；尿钾排出增多，可有低血钾、高尿钾。

（3）负氮平衡引起的临床表现　患者蛋白合成代谢下降，分解代谢加速，长期负氮平衡，表现为皮肤菲薄宽大紫纹、毛细血管脆性增加而出现瘀斑、肌肉萎缩、骨质疏松，严重者可致病理性骨折。

（4）糖耐量异常或糖尿病　过多的糖皮质激素可促进糖原异生，约半数患者有糖耐量异常，约 20％患有糖尿病。

（5）生长发育障碍　儿童期患皮质醇症常导致生长停滞、青春期延迟，这是由于过多的皮质醇抑制了垂体生长激素的分泌。

（6）性机能紊乱与第二性征的变化　高皮质醇血症不仅直接影响性腺功能，还可抑制下丘脑促性腺激素释放激素的分泌。女性表现为月经紊乱、月经稀少或闭经、不孕、痤疮、胡须、体毛浓密等；男性表现为阳痿或性功能低下。

（7）造血系统和免疫系统　可刺激骨髓造血使患者体内红细胞及血红蛋白增多，因此常表现为多血质。糖皮质激素具有破坏淋巴细胞和嗜酸性细胞的作用，抑制粒细胞还原型辅酶Ⅱ氧化酶和过氧化阴离子的产生，使白细胞膜稳定性增高，杀菌能力降低；抑制机体产生抗体等作用，使机体抵抗力下降。

（8）精神症状　一般症状较轻微，常表现为失眠、注意力不集中、记忆力下降、抑郁等。

2. 实验室检查

实验室检查中对皮质醇症的诊断起决定作用的是下丘脑-垂体-肾上腺轴的功能检查。

（1）血、尿皮质醇及其代谢产物检查

① 血浆皮质醇测定：正常人一天皮质醇的分泌具有昼夜节律性，测定一天不同时间血浆皮质醇变化（早晨 8 时最高，下午 4 时次高，午夜 0 时最低），皮质醇分泌节律性丧失对早期提示本病有重大意义。

② 24h 尿游离皮质醇测定：不受皮质醇结合球蛋白浓度及昼夜节律波动影响，皮质醇症患者中约 98％高于正常。

③ 24h 尿 17-羟皮质醇测定：17-羟皮质醇代表体内皮质醇代谢产物水平，也反映体内皮质醇的分泌量。故皮质醇症患者体内皮质醇分泌量明显增加，每天尿中 17-羟皮质醇的排泄量也随之增加。

④ 24h 尿 17-生酮类固醇测定：17-生酮类固醇反映体内以 C-17 为酮基的类固醇激素含量水平。异位 ACTH 综合征及肾上腺皮质癌常大大高于正常。

（2）地塞米松抑制试验　地塞米松是高效的糖皮质激素，服用后可以抑制下丘脑-垂体-肾上腺轴功能，使正常皮质醇分泌量下降，而地塞米松本身并不干扰血、尿中皮质醇的测定，是一种重要的诊断方法。主要检验 ACTH 与皮质醇之间相互依存、相互制约的生理关系是否正常，分小剂量和大剂量抑制试验两种。

① 小剂量抑制试验：地塞米松 0.5mg，每 6h 口服 1 次，共 8 次。测定服药前一天及第二天的尿 24h 游离皮质醇和 17-羟皮质醇水平。正常人服药第二天 17-羟皮质醇<4mg/24h 或游离皮质醇<20μg/24h，而皮质醇症患者不被抑制。

② 大剂量抑制试验：方法同小剂量，每次服用剂量为 2mg。服药第二天游离皮质醇和 17-羟皮质醇测定值下降到服药前的 50％为被抑制标准。该试验用于皮质醇症病因诊断。垂体性皮质醇症常被抑制，而肾上腺皮质腺瘤和异位 ACTH 综合

征患者不能被抑制。

（3）胰岛素诱发低血糖试验　测定静脉注射胰岛素前后血浆中皮质醇和血糖值，注射胰岛素后血糖最低值必须达 2.2mmol/L 以下为有效刺激。正常人刺激后皮质醇含量升高，皮质醇症患者皮质醇水平不能升高。该试验了解的是下丘脑-垂体-肾上腺轴的整体功能状况，是皮质醇症定性诊断的重要方法之一。该试验有一定危险性，事先应准备好高渗葡萄糖。

（4）血 ACTH 测定　肾上腺皮质肿瘤者，其 ACTH 水平低于正常；而 ACTH 依赖的库欣综合征及异位 ACTH 综合征患者血中 ACTH 水平升高。

3. 影像学检查

用作病变定位检查。B 超对肾上腺肿瘤有效。CT、MRI 因其高分辨率在皮质醇症的定位诊断中占不可缺的地位，但对异位肾上腺增生基本无效。[131]I 标记胆固醇同位素扫描对异位肾上腺组织能显示增生或肿瘤，对肾上腺皮质癌无效。

肾上腺皮质增生：在 CT 上常表现为一侧或两侧肾上腺弥漫性增粗，但边界平直。MRI 图像表现为弥漫性的肾上腺增大，边缘光滑锐利，与正常肾上腺一样呈中等信号，比肾实质略低。

腺瘤：CT 表现为中等密度实质性肿块，与肾上腺相连，边缘光整、密度均匀的圆形或类圆形肿块，轻度增强。MRI 显示局部出现圆形或类圆形块影，边缘光整，信号强度在 T_1、T_2 加权像上多呈中等偏低信号，低于肝实质。B 超呈内部回声低，边界回声欠明亮的圆形或类圆形块影。

腺癌：CT 呈巨大分叶状实质性肿块，中央常有液化坏死表现，为低密度，可有散在钙化。B 超呈边界高低不平、内部回声不均匀的块影。MRI 呈体积较大，形态不规则块影，T_1 加权像呈比较均匀的低信号，有出血坏死时可不均匀；T_2 加权像信号不均匀，明显高于肝实质。

4. 分类

1991 年 Loriaux DL 提出如下分类方法。

（1）ACTH 依赖性库欣综合征　①垂体性 ACTH 分泌瘤；②异位 ACTH 分泌瘤。

（2）ACTH 非依赖性库欣综合征　①肾上腺腺癌；②肾上腺腺瘤；③结节性肾上腺病；④人工或医源性疾病。

三、鉴别诊断

1. 单纯性肥胖

通常单纯性肥胖为对称性肥胖，尿 17-羟皮质醇可升高，但血皮质醇正常且保持正常昼夜节律性。

2. 2 型糖尿病性肥胖

2 型糖尿病常有肥胖、高血压、糖耐量异常、尿 17-羟皮质醇偏高等类似症状，但血皮质醇不高、节律性存在，尿游离皮质醇正常。

四、治疗方案

皮质醇症诊断一旦确定，应立即进行治疗。治疗原则是一方面去除病因减少体内皮质醇含量，另一方面保证垂体及肾上腺的正常功能不受损害。

1. 药物治疗

只能暂时缓解皮质醇症症状，主要药物有赛庚啶、氨鲁米特、美替拉酮以及米托坦。前三种药物目前主要用于不能手术或术前准备；后一种对肾上腺有毒性作用，能使肾上腺皮质坏死，主要用于不能切除的皮质癌。

2. 放射治疗

垂体依赖性双侧肾上腺皮质增生患者，经垂体放射治疗后临床缓解率较高，但仍有近30％不能控制，而且复发率较高。近年来出现的立体定向放射治疗效果明显提高，但费用昂贵。

3. 手术治疗

ACTH依赖性皮质醇症以经蝶窦微腺瘤摘除术为首选，手术失败或不能手术者应行放疗或双侧肾上腺次全切除或药物治疗。原发性肾上腺肿瘤首选肿瘤切除术。肾上腺皮质癌以手术为主，可以辅以药物或局部放疗。

4. 围手术期处理

除一般常规处理外，术中应加用氢化可的松，以免出现肾上腺危象；术后24h内给予氢化可的松200～300mg，逐渐减量，2周左右减至20mg/d，小剂量补充需维持6～12个月。

五、评述

皮质醇症是皮质醇分泌过多引起的一组症状。病因有多种，治疗方法不一，正确的病因学诊断是治疗成功的关键。皮质醇症诊断的建立必须包括三个方面：定性诊断、定位诊断和病因学诊断。除肾上腺皮质腺瘤手术治疗可根治外，其他类型的皮质醇症手术的目的均是解除高皮质醇血症对患者生命的威胁。高皮质醇血症引起的严重电解质紊乱及免疫力下降是威胁患者生命的重要因素。如不及时治疗，病情可逐渐加重，最终因感染、全身器官衰竭、心血管并发症、消化道出血而死亡。5年内病死率约为50％。垂体腺瘤或肾上腺皮质腺瘤经手术摘除后多可逐渐恢复，预后良好。异位ACTH综合征的预后取决于原发病的特征，一般预后很差。肾上腺皮质癌预后较差，5年生存率＜20％。

第二节　原发性醛固酮增多症

一、概述

原发性醛固酮增多症简称原醛症，是以高血压、低肾素血症、低血钾为特征的综合征。历史上原发性醛固酮增多症是指原发病变在肾上腺皮质的疾病，又称Conn 综合征，包括肾上腺皮质腺瘤、肾上腺皮质癌和原发性肾上腺皮质增生三大类。近年来发现原发病变不在肾上腺的原发性醛固酮增多症，包括特发性醛固酮增多症、糖皮质激素可抑制的醛固酮增多症和异位产生醛固酮的肿瘤三类，均以醛固酮分泌增多和肾素分泌受到抑制为主要特征，统称为低肾素醛固酮增多症。

原发性醛固酮增多症常以高血压为主要表现就诊，发病率各家报道不一，目前国际上比较可接受的估计数字为原发性醛固酮增多症在高血压患者中占 0.05％～2％。原发性醛固酮增多症的分类尚未统一，根据病因通常分为六大类。

1. 产生醛固酮的肾上腺皮质腺瘤

占原发性醛固酮增多症 60％以上，95％为单侧，极少数为双侧或多发。肿瘤平均直径在 2cm 以下，呈球形，有包膜，切面呈金黄色。肿瘤周围的肾上腺组织，无论同侧或对侧一般呈萎缩的病理改变，但都不很严重，患者血浆皮质醇水平并不降低。切除肿瘤后，醛固酮分泌增多现象均能纠正。

2. 产生醛固酮的肾上腺皮质腺癌

肾上腺恶性醛固酮肿瘤极为少见，占原发性醛固酮增多症的 1％，肿瘤一般在5cm 以上，极易血行转移，预后极差。肿瘤细胞除分泌大量醛固酮外，往往同时还分泌糖皮质激素和雄激素，而单纯分泌醛固酮的肿瘤非常少见。

3. 原发性肾上腺皮质增生

此类原发性醛固酮增多症极为少见，约占 0.5％，在组织学上类似特发性双侧肾上腺皮质增生，内分泌和生化测定结果酷似皮质腺瘤，但临床症状不及腺瘤型严重。

4. 特发性肾上腺皮质增生

仅次于腺瘤型，占原发性醛固酮增多症的 32％，而占儿童原发性醛固酮增多症之首。病因不明，其血浆 ACTH 和醛固酮之间无平行关系，人们有理由相信原发性醛固酮增多症病因不在肾上腺本身，而在于肾上腺之外，行一侧肾上腺全切除或次全切除只有不到 20％的病例症状获得控制。病变又分为微结节和大结节两型，呈散在或区域分布，与腺瘤不同的是所有结节均无包膜，称为腺瘤样增生。

5. 糖皮质激素可抑制的原发性醛固酮增多症

临床上罕见，有家族史，为常染色体显性遗传。与 17a-羟化酶缺乏有关，导致皮质醇合成障碍，促进 ACTH 分泌增加，因去氧皮质酮及醛固酮合成不受影响，导致醛固酮合成及分泌增加。由于 17a-羟化酶缺乏也影响性激素合成，严重者可合并性腺功能低下，男性生殖器发育不良，女性闭经和缺乏第二性征。长期应用地塞米松治疗可纠正肾素、醛固酮的分泌，高血压和低血钾可获得控制。

6. 肾上腺外分泌醛固酮的肿瘤

极为罕见，见于卵巢癌和肾癌，是胚胎发育过程中残留在器官上的肾上腺组织发生恶性肿瘤，肿瘤组织能分泌醛固酮。它对 ACTH 和血管紧张素 I 都不起反应，是唯一为完全自主性分泌醛固酮的病变。

二、诊断依据

（1）高血压　最主要和最先出现的症状，一般为中等或稍严重水平，恶性高血压少见。头痛、疲劳、视物模糊是高血压常见临床症状，表现不太严重，眼底变化也较轻。对一般抗高血压药物反应差是本病的另一大特征。

（2）低血钾　在高血压患者中常出现低血钾或不能解释尿钾排出增多时，应考虑原发性醛固酮增多症的可能。由于低血钾常出现以下症状：①肌无力及肌麻痹，轻者患者常自觉四肢无力、头重脚轻，可发展到周期性瘫痪、下肢瘫痪，严重者可发生呼吸困难。②心律失常，期前收缩或阵发性心动过速，以及由于低钾而引起的心电图改变，如出现 U 波等。③长期低钾可引起肾小管上皮空泡样变性，表现为肾浓缩功能减退而出现的多尿。尤以夜尿增多、烦渴及低比重尿为典型表现。④长期低血钾可影响胰岛素的分泌和作用，原发性醛固酮增多症患者中约 25% 空腹血糖升高。

（3）水、钠潴留，酸碱平衡失调　血钠常＞145mmol/L，由于细胞内 Na^+ 及 H^+ 增加，细胞内 pH 下降，细胞外液 H^+ 减少，出现碱中毒。碱中毒时，游离钙会减少，可出现肢端麻木，四肢抽搐。此外，血镁的降低可加重手足搐搦。

（4）血电解质测定　有高血钠、低血钾存在，24h 尿钾排出量超过 30mmol/L，血钙、血气分析可发现低血钙和碱中毒。

（5）尿醛固酮和血浆肾素活性测定　测血浆或 24h 尿醛固酮浓度和血浆肾素活性，醛固酮增多症患者一般为高醛固酮低肾素活性，比值超过 25，应考虑原发性醛固酮增多症的存在。

（6）醛固酮抑制试验　原发性醛固酮增多症的醛固酮分泌相对为自主性的，因而醛固酮分泌不能被抑制或部分抑制，就能将原发性高血压、继发性醛固酮增多症与原发性醛固酮增多症相区别。该试验可采用口服氯化钠，测尿醛固酮排出量，或静脉注射氯化钠测血浆醛固酮浓度。

（7）体位试验及血浆 18-羟皮质酮测定　静脉预先留置导管，上午 8 时抽血测醛固酮、皮质醇、18-羟皮质酮、肾素及血钾，站立 4h，再抽血重复上述检测项目。①正常人或非原发性醛固酮增多症高血压患者站立后肾素活性轻度增加，但醛固酮可增加 2～4 倍。②腺瘤型增加不明显。③特发性醛固酮增多症者比站立前至少增加 33％。④腺瘤型清晨 8 时血浆 18-羟皮质酮值超过 2770μmol/L，而增生型则少于 2770μmol/L。

（8）B 超检查　①皮质腺癌肿块超过 5cm；②腺瘤型肿块很少超过 2cm；③特发性增生多为双侧肾上腺增大或大小正常；④1cm 以下的肿瘤 B 超较难检出。

（9）CT 扫描　1cm 以上肿瘤检出率达 90％，1cm 以下检出率只有 60％，因此，小肿瘤需做肾上腺薄层扫描。由于肾上腺组织含有丰富的脂质，CT 值一般稍低。所以，肾上腺扫描需在分辨率高的 CT 进行。

（10）MRI　在原发性醛固酮增多症定位诊断上 MRI 并不比 CT 有更高的优越性，在 CT 定位有怀疑时，可再做 MRI 检查，主要观察 T_2 加权像在肾上腺区域出现高信号肿块。

三、鉴别诊断

（1）原发性高血压和继发性醛固酮增多症　①原发性醛固酮增多症为低肾素、高醛固酮，而高血压和继发性醛固酮增多症为高肾素、高醛固酮；②醛固酮抑制试验，普通高血压患者的肾素-血管紧张素醛固酮系统受到抑制，醛固酮分泌减少，而原发性醛固酮增多症患者不被抑制；③停用利尿药，给予补钾，2 周后再查血钾、尿钾，原发性醛固酮增多症患者对补钾有相对抗拒性，即补钾后血钾不上升或上升很少。

（2）腺瘤型与特发性增生型　①腺瘤型对体位试验醛固酮增加不明显，而增生型明显增加；②腺瘤型患者对 ACTH 较敏感，而增生型其醛固酮分泌与 ACTH 不平行；③腺瘤型盐皮质激素产生多于增生型，因此有明显的血压异常，而血钾浓度较低；④影像学检查，腺瘤型常为单侧，而增生型多为双侧病变。

（3）皮质癌　①肿瘤直径>5cm；②CT 示瘤体内部明显钙化；③可以分泌过量的雄激素和皮质醇；④明确诊断时已发生转移。

四、治疗方案

1. 非手术治疗

（1）适应证　①特发性肾上腺皮质增生；②有手术禁忌证的腺瘤型患者；③手术前准备；④不能切除的皮质癌；⑤糖皮质激素可控制的原醛症。

（2）常用药物　①螺内酯，每日 100～400mg，分 2～4 次口服，有拮抗醛固酮的作用，起保钾、排钠作用；②阿米洛利，可控制症状，每日用量2.5mg，1次/天口服；③其他药物，如血管紧张素转换酶抑制剂、钙通道阻滞剂也可选用，而米托坦只适用于不能手术或手术后复发的皮质癌患者，可使肾上腺皮质组织坏死萎缩。

2. 手术治疗

原发性醛固酮增多症以腺瘤型和特发性肾上腺皮质增生多见，这两大类均可手术治疗。腺瘤宜做肿瘤切除术；皮质增生可做一侧肾上腺全切除或次全切除；皮质癌及异位产生醛固酮的肿瘤做肿瘤切除。术前常用螺内酯准备2～6周，并进低钠饮食，补充钾盐。高血压、低血钾、碱中毒症状好转或消失后方可手术。若低血钾得不到纠正，可加用氨苯蝶啶，阻止肾小管对钾的排出。术前不必补充肾上腺皮质激素。患者术后多于2～3周内各项生化指标恢复正常。

五、评述

原发性醛固酮增多症是以体内醛固酮分泌增加和肾素分泌被抑制的综合征，继发性醛固酮增多症多由肾上腺皮质以外的因素引起，具有较高的血浆肾素活性，如肾血管性高血压、肾素瘤、肝硬化、充血性心力衰竭、肾病综合征等，临床应注意鉴别。而原发性醛固酮增多症临床以低肾素、低血钾、高血压和碱中毒为特征，自1954年Conn首先报道以来，陆续又发现一些不同病因的原发性醛固酮增多症亚型，以腺瘤型和特发性肾上腺皮质增生多见，虽然此两大类均可手术治疗，但后者只有20%的疗效。术前需用螺内酯准备2～6周，有条件单位可行腹腔镜下手术，腺瘤型可行肿瘤切除，增生型可行一侧肾上腺全切除或次全切除。

腺瘤型术后血尿醛固酮及血钾、血压恢复正常者约占65%，其余血压有所下降但仍高于正常，这类患者大多年龄偏大或对螺内酯降压效果不明显，除醛固酮增高引起高血压外，尚与原发性高血压、肾内小血管病变、肾间质病变等原因有关。由于增生型手术未能去除原发病变，术后仍用利尿药或加用抗高血压药物来控制血压者占80%。皮质癌少见，确诊时常有转移，术后极易复发，预后较差。

第三节 儿茶酚胺症

一、概述

儿茶酚胺症是一类因肾上腺髓质肿瘤或增生等原因分泌过量儿茶酚胺产生的一

系列类似的临床综合征（主要包括高血压、高血糖、高代谢、消瘦等）。这类疾病主要包括肾上腺嗜铬细胞瘤、异位嗜铬细胞瘤、肾上腺髓质增生症和恶性嗜铬细胞瘤。发病年龄以 30～50 岁居多，其中绝大部分为嗜铬细胞瘤，肾上腺髓质增生只占约 2%。嗜铬细胞瘤 90% 以上为良性， 5%～10% 为恶性。恶性者一般瘤体生长较快且易转移，预后极差。嗜铬细胞瘤 15%～20% 生长在肾上腺外，常生长于副交感神经节旁，与神经外胚层细胞发育生长有直接关系，现发现该类患者存在多种遗传基因异常。肾上腺髓质功能亢进的发病机制目前尚不明确。

二、诊断依据

1. 临床表现

（1）高血压　有持续性和阵发性两类，阵发性高血压以女性患者多见。常见诱因有体位改变、咳嗽、情绪激动等。发病时心悸、气短、头痛、头晕、大汗、面色苍白、视物模糊、四肢发冷，收缩压可升至 200mmHg（26.7kPa）以上，偶见脑出血或肺水肿发生，发作时间持续 10～15min。持续性高血压的患者约占 1/3，症状较阵发性轻，患者可有心悸、出汗、神经质和直立性低血压。

（2）高血糖、高代谢　由于基础代谢增高，糖耐量下降，常有多汗、体温增高、消瘦等类似甲亢的表现，并有血糖增高甚至糖尿病的表现。

（3）心脏表现　严重的心律失常，如阵发性心动过速、期前收缩；局灶性心肌坏死，因严重高血压心脏负荷过重，致心肌收缩带坏死，类似心肌梗死。

2. 定性诊断

血和尿中儿茶酚胺及代谢产物的测定对定性诊断意义最大。24h 尿中 VMA（香草基苦杏仁酸）及血浆儿茶酚胺明显升高，结合临床即可诊断，后者在出现高血压时诊断价值更大。定性诊断有疑问时，可采用苄胺唑啉抑制试验和组胺激发试验来验证。

（1）苄胺唑啉抑制试验　苄胺唑啉 5mg 推注，2min 内血压下降，收缩压下降 >35mmHg（4.67kPa），舒张压下降 >25mmHg（3.33kPa），并维持 3～5min 以上为阳性，试验前必须停用抗高血压药和镇静药一周以上。

（2）组胺激发试验　在 1～2min 内静脉注入组胺 0.025～0.05mg，注药后 2min 内收缩压上升 >50mmHg（6.67kPa）、舒张压上升 >30mmHg（4.0kPa）为阳性。试验前必须备好苄胺唑啉。现常用胰高血糖素试验代替，不良反应小、安全性高。

3. 定位诊断

（1）CT　诊断准确率达 90% 以上， CT 一般表现为肾上腺区圆形、椭圆形或梨形，边界清楚、锐利的实质性肿块，CT 值 30～60Hu，瘤体内部密度可均匀或不均匀，增强扫描后仅轻度增强，周边主动脉、腔静脉均明显增强。

（2）B 超　诊断阳性率 85% 左右，常表现为边界明显、内部回声中等的圆形或椭圆形的块影，约 20% 瘤体内可有囊性改变。

（3）MRI　诊断准确性与 CT 相仿，表现为 T_1 加权像呈低信号，多数信号均匀，也可因出血坏死而不均匀，T_2 加权像呈均匀而强的信号，常接近水的信号强度。

（4）SPECT　用 ^{131}I-MIBG（^{131} 间位碘代苄胍）示踪扫描检查既可定性也可定位，尤其对异位嗜铬细胞瘤的诊断意义极大，对恶性嗜铬细胞瘤的鉴别诊断也有帮助。

三、鉴别诊断

（1）原发性高血压　尤其是不稳定性，有头痛、心悸、血压波动大等表现。但尿中儿茶酚胺与 VMA 正常，药物激发试验阴性。

（2）肾上腺节细胞神经瘤　发生于交感神经系统节细胞的肿瘤，有 40% 发生在肾上腺髓质，一般是无功能肿瘤，但偶可分泌儿茶酚胺，CT 表现为均匀密度的软组织影，尿 VMA 常正常。

四、治疗方案

1. 手术治疗

儿茶酚胺症的根本治疗方法是手术治疗。手术治疗可分两类：开放手术和腹腔镜手术。鉴于该病低血容量性高血压的特点，充分的术前准备尤为重要。

（1）控制血压　术前应用肾上腺素能受体阻滞剂，可使外周血管舒张、血压下降、血容量增加。一般常用盐酸酚苄明，从 10mg 每 8h 一次开始，逐渐加量（最大可达 40mg，每 6h 一次）至血压良好控制。如血压控制不理想，可加用钙通道阻滞剂，常用硝苯地平。一般准备时间不少于 10～14 天。

（2）纠正心律失常　常用药物为普萘洛尔，10～30mg/d，3～4 次/天；或美托洛尔 12.5～25mg/次，一日三次。

（3）术前扩容　在控制高血压的前提下，补充一定的血容量可使术中血压下降减慢，术后血压恢复快而平稳。

（4）术前用药　术前禁用阿托品，以避免诱发心动过速，常用东莨菪碱。

（5）麻醉　一般选择静脉复合麻醉或吸入麻醉较安全，能及时处理术中可能的各种危象；常规准备硝普钠及去甲肾上腺素，防止术中血压的急剧升高或下降。

2. 高血压危象的紧急处理

卧床休息；酚妥拉明 1～1.5mg，静脉滴注；硝普钠 10μg/（kg 体重），静脉滴注；高血压脑病、心力衰竭时按相应紧急处理。

五、评述

儿茶酚胺症是一类较少见的疾病，本病预后与年龄、良恶性、有无家族史及治疗早晚等有关。绝大多数患者可成功切除肿瘤而治愈，若不及时治疗，多死于心脑血管并发症。经充分术前准备多可安全度过围手术期。目前手术平均病死率为1%～3%，但未做术前准备的手术病死率可高达50%。与遗传有关的双侧性和异位肿瘤，也影响预后。良性肿瘤切除后20%～30%仍有不同程度的高血压，恶性肿瘤5年生存率＜40%。定性诊断主要通过检测血、尿中儿茶酚胺及其代谢产物的量来判断，但仍有部分病例较难诊断，如无功能嗜铬细胞瘤，可通过组胺激发试验协助诊断。B超、CT、MRI在定位诊断中有肯定的意义。SPECT对异位嗜铬细胞瘤诊断意义极大。手术治疗是其根本的治疗方法，不论是肿瘤还是增生一旦明确诊断，均需手术治疗。充分的术前准备是手术成功的关键，主要措施为降压、扩容、纠正心律失常。随着腹腔镜技术的兴起，近几年来大部分患者采用腹腔镜技术进行手术治疗，因其微创损伤小、恢复快等特点，得到广泛应用。

第四节　肾上腺恶性肿瘤

一、肾上腺皮质腺癌

1. 概述

肾上腺皮质腺癌临床罕见，年发病率为2/100万人。患者年龄集中分布于＜5岁和50岁左右两个阶段，可分为分泌功能正常和分泌功能异常两大类。结合病理特点和临床表现将肾上腺皮质腺癌分为四期：Ⅰ期为肿瘤局限于包膜内，直径＜5cm；Ⅱ期为肿瘤局限于包膜内，直径＞5cm；Ⅲ期为肿瘤浸润包膜外组织，可有淋巴结转移；Ⅳ期为出现远处转移。

2. 诊断依据

（1）皮质激素异常分泌症状　①皮质醇症（库欣综合征），高血压、向心性肥胖、皮肤菲薄、紫纹、骨质疏松、糖尿病等，且大剂量地塞米松抑制试验不能抑制；②女性男性化表现，痤疮、多毛、长胡须、喉结突出等；③男性女性化表现，男性出现勃起功能障碍、乳房增大等；④高醛固酮分泌症状，高血压、低血钾、下肢水肿等。

（2）局部疼痛　腹部可扪及包块，肿瘤体积过大可引起局部胀痛。

（3）发热、消瘦、腹水等恶性肿瘤的表现。

（4）B 超、CT、MRI 等影像学检查　肿瘤体积通常较大，直径＞5cm；形态不规则，呈分叶状，质地不均，内部有出血、坏死、钙化；肿瘤向包膜外浸润，静脉内形成癌栓，出现远处转移病灶。

（5）放射性核素扫描　肾上腺皮质腺癌对核素-胆固醇吸收明显高于正常肾上腺或良性腺瘤。

（6）实验室检查　血皮质醇、醛固酮、脱氢异雄酮、尿 17-酮类固醇、17-羟类固醇等指标均上升。

（7）组织病理学　手术切除肿瘤组织行病理学检查确诊。

3. 鉴别诊断

（1）肾上腺皮质腺瘤　肿瘤体积一般较小，直径＜5cm，血生化指标正常或偏高，无周围浸润表现。

（2）嗜铬细胞瘤　一般有高血压、高代谢症状，肿瘤体积一般较大，CT 见瘤体密度较皮质肿瘤高。

4. 治疗方案

（1）手术治疗　手术切除肿瘤是最有效方法，适用于尚未出现广泛转移和浸润的肿瘤。手术应完整切除肿瘤瘤体，包括清除周围脂肪组织和可疑受肿瘤侵犯的区域；对于局灶性的复发病灶可再次行手术切除；对于单发的或孤立的远处转移病灶，也应尽量采用手术治疗。对功能性肾上腺皮质腺癌围手术期应补充皮质类固醇激素。非功能性肿瘤亦应酌情补充。

（2）米托坦治疗　米托坦具促使肾上腺皮质坏死的作用，能改变肾上腺皮质激素和雄激素代谢，抑制皮质激素分泌，适用于晚期肿瘤患者或术后有残留病灶的患者，长期治疗仅适用于对治疗有反应的患者。米托坦治疗浓度需＞10μg/ml 或＞14μg/ml 才可能获得良好疗效，其主要不良反应为神经肌肉毒性，与使用剂量相关。另外，酮康唑、氨基苯乙哌啶酮、甲吡丙酮均有治疗激素分泌症状的作用。

（3）化疗　化疗多与米托坦联合治疗晚期皮质腺癌患者，属姑息性治疗。常用化疗药物包括多柔比星、环磷酰胺、氟尿嘧啶、顺铂、依托泊苷等。

（4）其他治疗　射频热消融治疗适用于无法手术的皮质腺癌或有多发转移病灶，具有安全、微创等优点。介入治疗栓塞肿瘤供血动脉，能使肿瘤体积明显缩小，分泌功能降低，缓解原发病灶引起的局部症状，提高晚期肿瘤患者的生存质量。放射治疗可缓解疼痛，但不延长存活期。

5. 评述

较大的肾上腺皮质肿瘤并有相应内分泌症状者应怀疑肾上腺皮质腺癌，确诊有赖于病理检查。手术是目前治疗肾上腺皮质腺癌最有效的方法，手术必须一并切除浸润组织，肋缘下切口经腹途径是较理想的手术路径，皮质腺癌术后易复发，对于局灶性的复发病灶可再次行手术切除。远处转移最多见于肺、肝和骨。对于单发的或孤立的远处转移病灶，也应尽量采用手术治疗，与单纯用化疗等姑息性治疗的患者比较，手术治疗存活时间延长，并可缓解皮质醇过度分泌产生的症状。

姑息性治疗适用于出现转移病灶、肿瘤晚期已无法手术治疗的患者，但不能明显提高患者生存率。肾上腺皮质腺癌预后不佳，尤其是直径＞12cm、瘤体内出血者，总体 5 年生存率不超过 35％～50％。影响其预后的主要因素包括肿瘤分期、手术能否完全切除、病理分级等。术后随访主要复查血、尿激素水平，其变化常较临床症状出现早。

二、恶性嗜铬细胞瘤

1. 概述

原发于肾上腺的嗜铬细胞瘤中恶性比例为 13％～29％，而肾上腺外的恶性比例高达 43％，恶性嗜铬细胞瘤无论从组织学上还是临床表现上均难与良性嗜铬细胞瘤区分，其主要特点是易向周围侵犯、易复发和转移。恶性嗜铬细胞瘤患者通常预后不佳，平均 5 年生存率为 40％左右。

2. 诊断依据

（1）高血压、高代谢等儿茶酚胺过度分泌　症状如头痛、心悸、多汗等。可致心力衰竭、心肌梗死、脑出血、肾衰竭、缺血性肠坏死等多种并发症。进行性消瘦、血沉快是恶性嗜铬细胞瘤区别于良性的特点之一。

（2）影像学表现　CT、MRI 等检查示肿瘤体积较大，直径＞5cm，侵犯包膜、血管、淋巴结。肿瘤出现转移灶或复发病灶是诊断恶性嗜铬细胞瘤最可靠的依据，通常出现在肿瘤晚期或手术后，转移灶最多见于肝、肺、骨骼和腹膜后。 CT、MRI 特别是放射性核素[131]I-MIBG 显影对复发转移病灶有较高敏感性和特异性。

（3）实验室检查　尿儿茶酚胺、VMA 等指标明显升高，且高于一般良性嗜铬细胞瘤的分泌水平。

（4）病理学　依据肿瘤形态不规则，出血坏死，包膜外浸润，周围组织器官粘连，周围转移。镜下细胞多异型性，血管内出现癌栓，包膜外浸润等表现。

（5）流式细胞仪分析　恶性嗜铬细胞瘤 DNA 核型分析显示二倍体比例减少，而多倍体和非整倍体的比例升高。

（6）肿瘤标记物　端粒酶、血管内皮生长因子、细胞增殖核抗原、肿瘤相关基因的表达，良恶性嗜铬细胞瘤之间存在显著性差异。

3. 鉴别诊断

（1）良性嗜铬细胞瘤　一般体积较小，无周围浸润和远处转移倾向，随访未出现复发和转移。

(2) 家族性嗜铬细胞瘤 有家族发病的倾向，多见于儿童，一般为 I 型多发性内分泌瘤的一部分，多伴有甲状腺髓样癌或甲状腺腺瘤等。

4. 治疗方案

(1) 手术治疗 首先考虑手术治疗。术前准备同良性嗜铬细胞瘤。手术切除肿瘤和周围软组织、局部淋巴结，并行邻近组织探查以去除所有可能存在的残留病灶。出现远处转移灶者，也应积极手术去除原发灶和转移灶，术后可辅以姑息性治疗。

(2) 放射性核素治疗 适用于无法手术或已复发、转移的恶性嗜铬细胞瘤，^{131}I-MIBG 是目前临床最常采用的放射性核素，可控制血压和骨转移造成的疼痛等。

(3) 化疗 适应证同放射性核素治疗，可缓解儿茶酚胺过度分泌产生的症状，属姑息性治疗。临床上通常使用 CVD 化疗方案（环磷酰胺＋达卡巴嗪＋长春新碱），21 天为一个治疗周期。

5. 评述

恶性嗜铬细胞瘤的早期诊断困难，临床诊断的可靠标准是复发和转移病灶的出现，但此时肿瘤多发展至较晚期，预后不佳。术前需广泛收集临床资料仔细分析，结合术中情况，病理结果和肿瘤标记物研究可对肿瘤性质做出较准确的判断。病程很不一致，有的病例一开始即呈明显恶性表现，有的病例则在首次手术切除原发肿瘤后隐匿存在，许多年才呈恶性表现，某些病例即使存在广泛转移病灶，只要用药物控制过量儿茶酚胺仍可使临床表现相对平稳而长期存活。早期手术是最有效的方法，也是获得根治的唯一途径，但有些患者只能行部分切除或包膜内切除。放射性核素治疗和化疗仅用于缓解晚期恶性嗜铬细胞瘤的临床症状。术后随访对恶性和可疑恶性的嗜铬细胞瘤有重要意义，随访内容包括患者血压，血、尿生化指标及 B 超、CT 等影像学检查等。

三、神经母细胞瘤

1. 概述

神经母细胞瘤来源于肾上腺髓质和交感神经节细胞，50％位于肾上腺，25％位于椎旁神经节。好发于儿童，75％患儿年龄＜4 岁。肿瘤恶性程度高，70％患者在就诊时已出现转移。肿瘤的生长部位和分化程度的不同导致其临床表现有很大差异。肿瘤分期（Evans 系统）：Ⅰ期肿瘤局限在器官内；Ⅱ期局部扩散但不越过中线；Ⅲ期肿瘤越过中线；Ⅳ期远处转移。

2. 诊断依据

(1) 腹痛、腹部肿块 肿块坚硬，大结节状，常固定且超越中线。

(2) 转移病灶的症状 皮下结节、肝大、骨骼疼痛，侵犯骨髓造成体重减轻、贫血、发育停止等。

（3）儿茶酚胺、香草基苦杏仁酸（VMA）、3-甲氧基-4-羟基苯乙酸（HVA）等水平升高，VMA 和 HVA 的比值越高，患儿的预后越好。

（4）影像学检查 腹部平片可见中心钙化，呈点采样，神经母细胞瘤的钙化是 Wilms 瘤的 5 倍。尿路排泄性造影（IVU）表现为肾脏向下、向外移位。CT 骨扫描可显示肿瘤侵犯腔静脉，出现肺、骨转移病灶。

3. 治疗方案

（1）手术治疗 适用于 I 期、Ⅱ 期和部分Ⅲ期肿瘤，一般手术可完全切除肿瘤。腹部肿瘤采用横切口探查。对于无法手术切除的肿瘤，术中可取组织做病理学检查，肿瘤行次全切除，边缘放置金属夹便于术后放疗。对于局部复发或孤立的转移病灶也应尽量采用手术切除。

（2）放疗 系姑息性治疗，对于不能切除的巨大肿瘤，术前放疗可杀灭肿瘤细胞，缩小肿瘤，以便再进行手术。放疗也可用于缓解骨转移灶的疼痛。

（3）化疗 用于围手术期的辅助治疗，术后化疗可杀灭残留的肿瘤病灶，降低肿瘤生长速度；术前化疗用于减小肿瘤体积，以利手术进行。常用环磷酰胺、达卡巴嗪、长春新碱等联合化疗。

4. 评述

神经母细胞瘤诊断时已有 70% 患者出现局部或远处转移灶，骨转移常呈对称性。患者年龄、肿瘤分期和肿瘤生物学特性与预后密切相关。早期诊断是提高生存率的关键，一般认为局部病变完全切除是最成功的治疗方案。如累及肾脏或肾血管可将肾脏一并切除。神经母细胞瘤有假性包膜，可将包膜切开挖取瘤组织胶性内容物，如遇活动性出血可缝合被膜止血。放、化疗均不能提高 I 、Ⅱ 期肿瘤存活率，I 期肿瘤放疗可使其缩小，联合化疗对Ⅲ期肿瘤有一定疗效。如证实有转移，放、化疗后延期手术探查有成功切除肿瘤的希望。

四、转移性肾上腺肿瘤

1. 概述

肾上腺是常见的肿瘤转移部位之一，仅次于肺、肝和骨骼，原发灶最多见于肺、乳腺、肾、甲状腺和结肠。机制尚不完全清楚，其途径主要为血液播散和淋巴系统播散。对于恶性肿瘤患者，诊断肾上腺转移瘤提示肿瘤进展达Ⅳ期。

2. 诊断依据

（1）临床表现 转移性肾上腺肿瘤往往非功能性，绝大部分无临床症状，部分出现非特异性症状，如头晕、乏力、消瘦、体重减轻和消化系统不适。广泛性双侧肾上腺转移瘤往往有肾上腺功能低下表现。

（2）原发肿瘤病史 临床中 50% 的黑色素瘤、 30%～40% 的乳腺癌和肺癌、

10%～20%的肾癌和消化道肿瘤可出现肾上腺转移灶。

（3）影像学检查　B超、CT、MRI等检查能发现位于肾上腺部位的肿瘤，双侧性和多发性多见，可伴有中心坏死、出血，少有钙化。PET扫描能区别肾上腺偶发瘤和转移性肿瘤。

（4）肾上腺针吸穿刺活检　发现其他组织来源的恶性肿瘤可确诊，尤其适用于影像学检查无法准确判断的肾上腺肿瘤。

3. 治疗方案

（1）原发肿瘤治疗。

（2）手术切除肾上腺转移肿瘤适用于转移癌部位局限，一般状况较好能耐受手术者。

（3）化疗可作为手术后的辅助治疗，有助于提高生存率，化疗方案取决于原发肿瘤。

4. 评述

转移性肾上腺肿瘤尸检中检出率为12%～25%，其中90%的肾上腺转移瘤为双侧性或多发性。但从临床症状上难以诊断肾上腺转移瘤，穿刺活检可帮助诊断。治疗以原发病灶的治疗为主，对于肾上腺转移灶，可行手术切除。双侧转移癌可行一侧完全切除，对侧肾上腺部分切除以保留肾上腺生理功能。术后化疗对提高生存率也有积极意义。

第三章
输尿管疾病

第一节　输尿管先天异常

一、下腔静脉后输尿管

（一）概述

下腔静脉后输尿管是输尿管自下腔静脉后方绕过，再恢复到正常部位，又称环绕腔静脉输尿管。本病是下腔静脉先天性发育异常所致，也称输尿管前下腔静脉。男性多于女性。虽为先天性异常，但多数患者直至 30～50 岁才出现症状。

（二）临床表现

（1）可以无症状。

（2）腰痛，输尿管受压，尿液引流不畅，引起腰腹钝痛，甚至出现肾绞痛。

（3）并发尿路感染或结石形成，可以出现相应症状。

（4）血尿，是常见症状之一。

（三）诊断要点

（1）症状如前，体检多无特殊体征。

（2）超声诊断可以提示输尿管梗阻及输尿管走向和肾盂积水表现。

（3）腹部前后卧位片（KUB）观察肾轮廓及结石等。

（4）IVU 可显示右肾盂和上 1/3 输尿管有积水，输尿管向正中移位呈镰刀形弯曲。

（5）逆行肾盂造影可显示右输尿管向正中移位，并越过第 3、第 4 腰椎形成 S 状或镰刀状弯曲。在 X 线斜位片可见上段输尿管与腰椎之间距离消失而紧贴腰椎。

尚可同时行下腔静脉插管后摄片可更好地显示右输尿管与下腔静脉的关系。

（6）CT增强扫描可见右侧输尿管在下腔静脉后方内侧绕行，并可见肾盂和上段输尿管扩张。

（四）治疗原则与方案

（1）无症状、无并发症可不处理，定期观察。出现并发症症状及时处理。

（2）肾盂积水和上1/3输尿管扩张明显，症状较重者应行输尿管切断，复位后做输尿管端端吻合。

（3）手术进展 近年来血管外科手术进展后，可行肾静脉入口的远侧下腔静脉切断结扎或移位到输尿管后方做端端吻合。手术较复杂，术后易导致下半身水肿等，必须严格掌握适应证。

（4）肾切除术 适用于严重肾积水或伴有肾萎缩、肾功能受损严重而对侧肾功能良好者。

二、原发性膀胱输尿管反流

（一）概述

膀胱输尿管反流是指输尿管膀胱连接部的闭锁功能减弱，致使膀胱内的尿液倒流入输尿管和肾盂。膀胱输尿管反流分原发性和继发性两种。原发性膀胱输尿管反流主要原因是膀胱三角区肌肉薄弱和膀胱壁段黏膜下输尿管纵行肌纤维发育缺陷，致使输尿管口外移，黏膜下段输尿管缩短，而导致其闭锁功能减弱。大多见于女孩。膀胱输尿管反流常并发尿路感染，有急性肾盂肾炎或无症状的慢性肾盂肾炎。泌尿系感染反复发作的患儿常可导致肾瘢痕，有反流性肾病之称。肾瘢痕的程度与反流轻重成正比。

Smellie等将肾瘢痕分成四级：

A级：仅有1~2块肾实质瘢痕；

B级：有较广泛的、不规则的瘢痕，部分区域尚有正常肾组织；

C级：全部肾实质变薄，伴有广泛的肾盏变形；

D级：肾萎缩。

国际反流研究组将原发性膀胱输尿管反流分为五度：

Ⅰ度：反流仅达输尿管；

Ⅱ度：反流达肾盂、肾盏，但无扩张；

Ⅲ度：输尿管轻度扩张或弯曲，肾盂有轻度或中度扩张，但无或仅有轻度穹窿变钝；

Ⅳ度：输尿管中度扩张和弯曲，肾盂肾盏中度扩张，但多数肾盏仍维持乳头

形态;

Ⅴ度：输尿管严重扩张并迂曲，肾盂肾盏严重扩张，多数肾盏乳头形态消失。

（二）临床表现

（1）肾盂肾炎表现　成人表现为寒战、高热、肾区疼痛、恶心呕吐等。儿童可有发热、嗜睡、无力、厌食、腹部隐痛，偶有腹泻、发育障碍等。这些症状常为反复发作，不易彻底控制。

（2）疼痛　可有膀胱充盈或排尿时肾区疼痛。

（3）高血压　反流性肾病、严重的肾瘢痕者常伴有肾性高血压。

（4）尿毒症表现　双侧膀胱输尿管反流引起肾积水或肾盂肾炎反复发作，逐渐加重至终末期时出现尿毒症表现。

（三）诊断要点

1. 病史

病史中应注意有无反复尿路感染、肾区疼痛或出现肾性高血压以至慢性肾功能不全等。

2. 化验检查

（1）尿液检查　女性大多为有菌尿和脓尿，男性较多为尿液检查正常。

（2）肾功能检查　膀胱输尿管反流，常有肾功能受损。

3. 超声诊断

可发现肾积水、输尿管扩张迂曲。探及输尿管口宽大，呈洞状，有时直径可达1cm以上。

4. IVU

可提示肾盂积水或输尿管扩张，也可显示肾上极或肾下极由于肾积水或肾盂肾炎引起的肾瘢痕。 IVU虽不能直接诊断膀胱输尿管反流，但依据双肾盂输尿管显影情况，对评估手术还是有意义的。

5. 排尿性膀胱尿道造影

排尿性膀胱尿道造影是本病确定性检查方法，不仅可以确定有无反流，还可判定反流分度。

6. 膀胱镜检查

虽不能直接诊断膀胱输尿管反流，但可了解输尿管口形态和位置、输尿管的膀胱黏膜下段长度及输尿管口周边病变。

7. 放射性核素

膀胱输尿管反流显像有直接和间接两种方法，可以观察有无膀胱输尿管反流及反流程度，还可以收集尿液按公式计算出尿液反流量。

（四）治疗原则及方案

1. 治疗原则

（1）控制感染，防止急性肾盂肾炎的发生，彻底治疗慢性肾盂肾炎。

（2）消除膀胱输尿管反流。

（3）促进肾脏正常发育和身体成长。

（4）阻止肾瘢痕的发生与进展，以及预防并发症包括肾性高血压和尿毒症。

2. 手术治疗适应证

（1）Ⅰ度和Ⅱ度膀胱输尿管反流　多数可以自愈，反流的 5 年自然消失率在 80％以上。故先采用非手术治疗并随访观察，反流持续到少年期应考虑手术治疗。

（2）Ⅲ度和Ⅳ度膀胱输尿管反流　无确定的统一治疗方案，须依据病情决定。一些学者主张定期行核医学检查比较肾功能，如果两侧肾功能相差 10％以上，或逐渐加重，前后两次比较肾功能降低 10％以上，应考虑手术治疗。

（3）Ⅴ度膀胱输尿管反流　自愈机会已消失，肾损害严重，应根据肾脏病变程度选择手术方式。

（4）膀胱输尿管反流伴有其他异常　如较大的输尿管憩室、输尿管开口形态异常、输尿管开口在膀胱憩室内、输尿管口异位等，应考虑手术。

（5）药物治疗　不能控制感染或不能防止感染复发；肾小球滤过率下降；肾生长显著受抑制；进行性肾瘢痕形成应考虑手术治疗。

3. 非手术治疗方案

（1）减少尿道阻力、降低膀胱内压力　可适当矫枉过正的扩张尿道，切开女孩尿道狭窄环，切除男孩的尿道瓣膜等。

（2）消除膀胱残余尿　①三次排尿法，嘱患者排尿后，等待 2～3min 再次排尿，连续 3 次，以达到排空反流到上尿路的残余尿。②定时排尿法，有反流的儿童膀胱壁常很薄弱，且当膀胱充盈时缺乏尿意，因而易引起膀胱过度膨胀使逼尿肌张力逐渐降低，残余尿逐渐增多。应嘱此类儿童定时排尿，无论有无尿意，每 3～4h 排尿 1 次。

（3）药物治疗　原发性膀胱输尿管反流患儿多数随年龄增长可自然消失，在反流未消失前常易引起尿路感染，因而需要较长时间应用抗生素预防和治疗。感染期间使用治疗量，感染被控制以后改用预防量，预防量为治疗量的 1/3～1/2。

（4）疗效观察　每 1～3 个月做一次尿培养，每 3 个月做 1 次体检。能维持无菌尿者表示疗效满意。治疗 6 个月复查排尿性膀胱尿道造影，以后 1 年及 2 年分别复查 1 次。

4. 手术治疗方案

（1）抗反流手术　原发性膀胱输尿管反流的抗反流手术关键如下。①保持吻合口无张力；②利用膀胱逼尿肌加强输尿管隧道；③膀胱黏膜下隧道长度要达到输尿管直径的 4～5 倍；④若输尿管扩张直径超过 10mm，应考虑做输尿管剪裁术。

抗反流手术方法很多，其术式可分经膀胱外、经膀胱内和膀胱内外联合操作三大类。较常用手术方法如下：①膀胱外输尿管隧道延长术（Lich-Gregoir 法），于膀胱后外侧，输尿管入膀胱处切开膀胱肌层长 5cm 切口，达黏膜下层，再把输尿管置于黏膜外缝合逼尿肌，使输尿管包于逼尿肌与黏膜之间。由于本手术不切开膀胱，术前应做膀胱镜检查除外膀胱憩室或其他膀胱内病变。②横跨三角区隧道式输尿管膀胱吻合术（Cohen 法），适用于较小的膀胱，把黏膜下隧道经三角区做到对侧，输尿管穿过隧道与膀胱吻合。③隧道式输尿管膀胱吻合术（Politano-Leadbetter 法），是最常用的抗反流手术。于膀胱内输尿管口周围切开并游离输尿管，再于腹膜外游离输尿管，在原输尿管口上方切开并拉入输尿管，再做隧道与原输尿管口处相通，输尿管穿过隧道与膀胱吻合。

（2）尿流改道手术　①暂时性尿流改道手术，对极度扩大的肾盂积水和输尿管扩张，可采用此类手术以改善肾功能和恢复输尿管张力，为输尿管膀胱修补术做准备。常用耻骨上膀胱造瘘和肾盂造瘘等。②永久性尿流改道手术，肾功能严重受损，无法进行输尿管膀胱修补术，又不允许做肾切除的患者可采用此类手术。可用输尿管皮肤造口术、永久性膀胱造口术。

（3）肾切除术　一侧肾脏严重损害，另一侧肾功能良好可行肾切除，重复肾输尿管系统、单一肾段无功能可行肾段及其输尿管切除术。

（4）输尿管旁注射坦弗龙（teflon）或胶原蛋白经膀胱镜注射　于输尿管口旁的黏膜下，达到抗反流作用，是一种介入性治疗方法，无创伤，成功率达 90％。远期效果和可能产生的不良反应仍有待观察。

三、重复输尿管

重复输尿管是输尿管先天性异常中最常见的一种，可分为完全性重复输尿管和非完全性重复输尿管两种，单侧或双侧发病都有，重复输尿管通常引流重复肾，偶尔引流-附加肾，其发病率为 0.8％，女性略多于男性，左、右侧发病率相同，单侧发病率是双侧的 6 倍。

（一）病因

胚胎第 4 周时，输尿管芽迅速增长，其近端形成输尿管，远端上升，并且发育成肾盂、肾盏、集合管与肾组织，如过早分叉或异常则形成不完全性重复输尿管畸形，如发生分叉在输尿管芽和中肾管的连接点，或另有一输尿管芽起源于中肾管，则发生完全性重复输尿管畸形。

（二）病理

重复输尿管各自引流其所连的重复肾脏，但重复肾多融为一体，重复肾体积较小，重复肾的肾盂及其输尿管常发育与功能不全，末端狭窄或异位开口时容易合并积水和感染。患者可伴有其他泌尿系异常包括肾发育不良和各种输尿管畸形，半数以上发生在同侧。

1. 不完全性重复输尿管

输尿管呈 Y 形，即上段分叉成两支，而其下端在进入膀胱前合为一支并且只有一个开口。不完全性重复输尿管的汇合点可以在输尿管的任何部位，包括膀胱壁间段，约 1/2 病例汇合点在输尿管的下 1/3 段，汇合点在上 1/3 段及中 1/3 段者各占 1/4 病例。

2. 完全性重复输尿管

两支输尿管完全分开，分别引流重复肾的两个肾盂的尿液，在膀胱三角的同侧可见到上下两个输尿管口。

（三）临床表现

约 60％的病例无明显症状，而有输尿管口狭窄合并感染时临床上多表现为尿路感染和膀胱刺激症状，如腰痛、发热。因此，有反复尿路感染的病例，应考虑有此病的可能。由于双输尿管中来自上位肾盂的输尿管开口常可异位，故有些女性患者可有尿失禁。

（四）辅助检查

1. X 线检查

排泄性尿路造影：在上下肾盂及输尿管显影良好时，诊断容易，如上肾盂积水、扩张，则 X 线造影可只显示下肾盂，患肾因缺少上肾盂而较对侧肾盂、肾盏短而且肾影变小，有时在下肾盂上方有扩大显影改变的上肾盂及肾积水软组织块影，下肾盂倾斜度增大，犹如低垂的百合花，并远离椎体边缘；由于上肾盂输尿管扩张，下肾盂输尿管可向外侧移位，容易引起误诊和漏诊。必要时可行逆行肾盂造影，明确诊断。

2. B 超与 CT 检查

探及双肾盂，高位肾盂多有积水或结石。

3. 膀胱镜检查

如膀胱内患侧有两个输尿管开口，经插管逆行造影即可确诊。对患者有反复尿频和有排尿症状者，应考虑到本病而行影像学检查和膀胱镜检查确诊。

（五）鉴别诊断

1. 尿失禁

来自上肾段的输尿管可异位开口，当开口于尿道时，尤应注意和压力性尿失禁鉴别，本病和一般尿失禁的重要区别是，在尿失禁的同时，还有正常排尿。排泄性尿路造影显示双肾盂双输尿管畸形。膀胱内注射亚甲蓝，在不排尿时流出的尿液是清的，证明尿液不是来自膀胱。

2. 尿路感染

由于输尿管末端解剖学和生理学上的缺陷，容易发生尿路感染，其临床表现和普通的尿路感染是相同的，通过排泄性尿路造影、膀胱镜输尿管插管造影等影像学检查，可以确定尿路感染的部位与原因。

（六）治疗方法

若如无尿路感染、梗阻和排尿症状，检查无尿液反流输尿管积水者，一般不需治疗。

1. 药物治疗

对重复输尿管异常仅有尿路感染，而无输尿管异位开口、肾积水等解剖学异常时，只需用药物控制感染，不需手术。

2. 手术治疗

（1）不完全性重复输尿管　对上肾段功能尚存且伴有输尿管-输尿管反流者可行纵行的输尿管侧侧吻合术，如两输尿管的汇合点在中上 1/3 处者；上肾段输尿管膀胱再植术，如两输尿管的汇合点在下 1/3 处者。

（2）完全性重复输尿管　对上肾功能尚存且伴有膀胱输尿管口狭窄和反流者，可行患侧输尿管膀胱再植术，或输尿管吻合术。

（3）肾部分切除术　若上肾盂积水感染肾功能广泛受损，或因输尿管异位开口有尿失禁者，可做肾上肾段的部分切除术，患侧输尿管应在最低水平切断，以防止术后发生输尿管残端综合征。

第二节　输尿管狭窄

输尿管狭窄临床上并不少见。一般将输尿管狭窄分为两类：①先天性输尿管狭窄；②继发性输尿管狭窄。男女发生率无明显区别。临床上主要表现为上尿路梗阻症状。

一、病因及病理

先天性输尿管狭窄，是由于胚胎发育第五周前中肾管发育不良，引起壁层肌肉螺旋结构的改变而引起。好发于肾盂输尿管交界处梗阻（UPJ），少数狭窄段发生于输尿管中段，并可见狭窄处以上的输尿管肌层有增生和肥厚。继发性输尿管狭窄，是由于各种感染（包括结核）、结石等长期刺激输尿管黏膜造成纤维组织增生和粘连所引起的狭窄，常发生于输尿管三个生理性狭窄，以及输尿管腔外病变的压迫牵拉部位等。完全性输尿管狭窄，因阻塞尿流而导致严重肾积水。但不完全性输尿管狭窄，由于减慢了尿液的排泄，也同样可造成不同程度的肾积水。

二、诊断

（一）临床表现

（1）一般无症状。导致肾积水时，可有腰部钝痛或腰部摸到肿块。

（2）继发感染时，出现尿频、尿急，尿液检查有红细胞、白细胞。尿液细菌培养阳性。

（3）如输尿管狭窄同时存在尿路结石者，可出现肾绞痛与血尿。

（二）影像学检查

1. B超

可了解肾积水的程度。利尿性B超及同步电视录像监测利尿性IVU的应用，可鉴别梗阻性和非梗阻性肾积水。

2. KUB及IVU

观察有无结石，两肾影大小，以判断有无肾积水存在。IVU可观察输尿管狭窄的部位和程度、肾功能情况和肾积水的程度。

3. 逆行性尿路造影

通过膀胱镜，直接将输尿管导管插至狭窄处并造影。若输尿管导管插管失败，肾盂积水明显，静脉肾盂造影仍不能明确诊断，可行经B超定位穿刺顺行造影。

4. MRU

磁共振泌尿系水成像（MRU）对输尿管梗阻定位及定性诊断有帮助。

5. 核素肾图

显示梗阻曲线图像，并可显示分肾功能。利尿性肾图对明确早期病变，判断轻度肾积水，是否需要手术治疗很有帮助。

三、治疗

患肾有明显积水，并发结石或感染，肾功能损害均应及早手术治疗，不受年龄限制。

（一）开放手术

（1）单纯肾盂输尿管交界处狭窄　做狭窄段切除、肾盂成形术及输尿管肾盂吻合术。一般认为是治疗 UPJ 梗阻首选开放术式，适用于各种类型病例。对于有严重肾积水，且肾功能不佳者，做输尿管手术的同时或在此之前插入双 J 管，放置 2~3 周以改善肾功能。如双 J 管插不进，应先做肾造口，待肾功能恢复后再进一步处理。

（2）输尿管下端狭窄　可做狭窄段切除、输尿管膀胱再植术。

（3）输尿管狭窄范围不广者　可做狭窄段切除、输尿管端端吻合术。

（4）严重或广泛的输尿管狭窄　需做回肠段代输尿管术。

（5）肾脏切除术　严重肾功能损害、反复感染者，对侧肾功能正常，主张肾切除。

（二）腔内手术

（1）腹腔镜手术腔镜下治疗 UPJ 梗阻疗效满意。腔内手术适应证：成人，肾积水不严重，肾功能受损较轻，肾内结石较小和输尿管狭窄段较短。

（2）试行输尿管扩张术，经膀胱镜做逆行输尿管插管，用不同口径的输尿管导管或带有气囊的输尿管导管进行扩张。

（3）输尿管镜或经皮肾镜内切开梗阻部位，留置支架管，疗效肯定。

四、预后

临床上 UPJ 梗阻有临床症状并获得诊断时，大部分患者肾积水已较重，早期诊断、早期治疗特别重要。UPJ 梗阻手术主要以开放离断手术为主，成功率在 95％以上，术后双 J 管留置 6 周左右。

输尿管炎

原发性输尿管炎（ureteritis）极少，多为继发性。继发性输尿管炎多伴随其原发疾病而存在，不构成一种独立的疾病。多数患者须通过手术探查及病理组织检查才获确诊。

一、病因与病理

原发性输尿管炎，病因至今未明确。多数认为与机体的免疫功能有关。继发性输尿管炎最主要的病因是梗阻，严重的肾脏感染、输尿管管腔内器械操作、损伤及化学刺激等。急性输尿管炎的病理改变主要表现为黏膜化脓性炎症，而慢性输尿管炎可表现为输尿管壁扩张、变薄，亦可表现为输尿管管壁增厚、变硬、僵直，管腔逐渐缩小，致肾积水。

二、诊断

（一）临床表现

（1）病史　常有肾盂肾炎、膀胱炎等病史，或应用尿道器械检查史。
（2）症状　主要表现为尿急、尿频，伴有腰酸、腰痛、乏力、尿液混浊等，严重时可发生血尿、肾绞痛；急性发作时可伴有发热等全身症状。
（3）体征　肾区或腰部有叩击痛。如输尿管炎引起狭窄，可触及积水的肾脏。

（二）实验室检查

尿常规检查见有大量红细胞、白细胞。中段尿培养可见有致病菌生长。

（三）影像学检查

静脉尿路造影可见输尿管扩张或狭窄，输尿管僵直且边缘不规则。

三、治疗

（一）病变较轻

输尿管尚未失去弹性和收缩力，可置管引流并应用抗生素治疗。

（二）病变较重

范围较小者，可切除病灶段后行吻合或膀胱再植术；狭窄严重，长度超过 3cm 者，可采用膀胱瓣与输尿管吻合，回肠代输尿管术。如果患肾无功能，可行肾及输尿管切除术。

第四节 输尿管结核

泌尿生殖系结核是全身结核病的一部分，原发病灶大多在肺，其次是骨关节及肠道，经血行进入肾脏下传至输尿管。输尿管结核绝大多数继发于肾结核，常与肾结核并存。单纯输尿管结核是指体内无其他活动性结核病灶，而输尿管结核为首发症状，但较少见，起病隐蔽，症状不典型，诊断较为困难。

一、病理生理

输尿管结核通常是由于肾结核的结核分枝杆菌下行或经血行至输尿管所引起的结核病变。首先侵犯输尿管黏膜，逐渐侵犯黏膜固有层及肌层，形成结核结节，结节于黏膜上形成表浅潜行溃疡，溃疡的基底部为肉芽组织，纤维化反应在溃疡的基底部最明显，可使输尿管增粗、变硬，形成僵直条索状，肌张力减弱，收缩力降低，最后导致输尿管管腔狭窄、梗阻，甚至完全不通。输尿管狭窄多见于膀胱连接部壁段，其次为肾盂输尿管交接部，中段较为少见。

二、临床表现

本病多见于 20～40 岁的青年，患者多有肺结核、肾结核或其他肾外结核病史，但早期输尿管结核一般无明显症状，如细心询问病史常有轻微的尿路刺激症状，晚期临床表现可分为两类，其一为膀胱结核引起的局部症状，如尿频、尿急、尿痛、血尿等，以及腰酸胀痛及输尿管梗阻，伴有低热、乏力等消耗性疾病表现；其二为贫血、水肿、酸中毒等肾功能减退表现，如继发感染，病情更为严重，甚至突然出现急性无尿，但这些症状只能说明双肾均有损害，如有尿道狭窄时可发生急性尿潴留。

三、诊断要点

(一) 症状

(1) 尿频 输尿管结核最为突出的症状是无痛性尿频,初期仅在夜晚出现,随着病情的发展,逐渐变为全天性进行性加重,普通抗生素治疗无效。尿频早期是由上尿路结核分枝杆菌和含坏死物质的尿液刺激膀胱黏膜所致,至膀胱黏膜自身结核病变,晚期出现膀胱挛缩,尿频更为严重,膀胱容量少,患者每日排尿数十次至百余次,甚至出现急迫性尿失禁。

(2) 脓尿 几乎所有患者都出现脓尿,大部分为镜下脓尿,高倍显微镜计数脓细胞在 10~30 个以上,严重者尿液浑浊有絮状物,呈米汤样,结核性脓尿普通细菌培养常为阴性,即所谓无菌性脓尿。

(3) 血尿 发生率为 60%~70%,其中肉眼血尿占 5%~10%,临床大部分患者出现终末血尿,终末血尿主要是膀胱收缩时膀胱结核溃疡面出血所致。

(二) 体征

输尿管结核早期体征不明显,在腰部多数不能发现肿块亦无明显腰部酸痛,对侧肾积水达到相当程度时,上腹可出现肿块或腰痛,但常不被重视,少数病例出现膀胱尿液逆流,即排尿时尿液向输尿管、肾回流,使积水侧肾脏胀痛,甚至可分为两段排尿,第一段膀胱尿,随后排出肾、输尿管积液,此情况是肾、输尿管积水所特有的表现。病情严重或伴有其他器官活动性结核时可出现消瘦、乏力、低热、盗汗等,输尿管结核致输尿管狭窄梗阻时合并肾盂积液,严重感染时可出现高热、寒战等全身性毒性症状,双侧输尿管狭窄梗阻亦可并发慢性肾功能不全,出现水肿、贫血、恶心、呕吐、酸中毒等肾功能减退的表现,少数患者可并发高血压,主要是肾供血不足致肾素分泌增多所致。

(三) 辅助检查

(1) 尿液检查 ①尿常规检查可见大量的脓细胞、红细胞和尿蛋白;②24h 尿液离心沉淀涂片找结核分枝杆菌,阳性率达 50%~70%,一般须连续 3~5 天;③尿结核菌培养阳性率可达 90%,但时间较长,需 4~6 周,临床应用受限。

(2) 血液检查 ①血常规检查早期患者大致为正常,晚期出现红细胞下降,甚至贫血;②红细胞沉降率(ESR)增快,通常是结核病活动的表现,需每月检查 1 次,供评估疗效参考;③结核菌素试验是利用人体结核菌素产生变态反应的程度来判断有无结核分枝杆菌感染,临床中采用的是结核菌素纯蛋白的衍化物。

(3) 影像学检查 ①B超:泌尿系结核只适于初筛,本检查简单经济、快速无创，可了解肾及输尿管扩张程度，并可测量肾皮质厚度，估计肾功能情况，可作为穿刺造影的准确定位，但定性诊断较为困难。②静脉尿路造影：常规尿路造影多数不能显影，大剂量全程尿路排泄性造影（IVU）是诊断泌尿系结核的重要手段，能明确诊断，确定病变程度及范围，基本上能做到定性、定位和定量诊断输尿管，表现为僵直，节段性或全程性狭窄、管壁不平，甚至呈锯齿状，其上段管腔扩张积液。如显影不良可适当延长 45min、90min、120min 后摄片，一般可获得较清楚的显影。若大剂量 IVU 显示不良时，可施行逆行尿路造影，能清晰观察到输尿管的形态，无法做逆行尿路造影者，可行经皮肾穿刺造影，能获得极为清晰的肾盂输尿管影像，同样可以达到目的。③CT、MRI：输尿管结核，管壁增厚，外径增粗，周围有毛刺状改变，内腔狭窄或扩张。上述改变比较独特，一旦发现，应视为输尿管结核的有力证据。无尿或肾脏不显影者行 CT 或 MRI 检查可获得对急性输尿管病变资料，尤其 MRI 可经泌尿系统水成像技术了解输尿管扩张狭窄程度、部位、范围，为制订治疗方案提供依据。MRI 水成像能清晰提示泌尿系结核的病变和输尿管壁内的结核脓性病变。④膀胱镜检查：以患侧输尿管开口、三角区病变较为明显，若能见到浅黄色的粟粒样结核结节将有助于诊断，有时因输尿管瘢痕收缩，向上牵拉，膀胱镜可见输尿管口扩大、内陷，正常裂隙状变成洞穴状，这是膀胱和输尿管下段结核的特征性病理改变。⑤输尿管镜检查：可取活组织病理切片确定诊断。

四、鉴别诊断

（一）输尿管膀胱非特异性感染

输尿管炎，致病菌主要是大肠埃希菌，女性多见，症状为尿频、尿急、尿痛，时有血尿，起病急，早期有尿道灼热疼痛明显，尿培养可见大量脓细胞，尿路造影显示输尿管狭窄、肾积水，肾盂、肾盏无破坏性改变，尿中无抗酸杆菌，尿结核分枝杆菌培养阴性，普通抗生素治疗有效。

（二）输尿管结石

有突发性剧烈肾绞痛，镜下血尿及尿蛋白，无脓细胞，B 超探及增强光团、输尿管扩张及肾积水，KUB 一般能确定诊断。

（三）输尿管肿瘤

主要表现为无痛性肉眼血尿、腰酸胀痛和积液，是输尿管肿瘤的三大特征，腰痛和肾积水一般先于血尿出现，无尿频、尿急、尿痛，输尿管肿瘤细胞学检查早于影像学诊断。

五、治疗

(一)药物治疗

诊断确定，病变范围明确，用药原则为早诊断，早用药，持续足够的疗程，但应切忌以下两点：①无诊断依据随意用药；②确诊为结核者不严格按治疗方案用药，从而引起结核分枝杆菌耐药性，给进一步治疗带来困难。目前泌尿系结核主要采用疗程为 6 个月短疗程法，系由一线抗结核药物组合而成，一线抗结核药物首选有 5 种，异烟肼（H）、利福平（R）、吡嗪酰胺（Z）、链霉素（S）、乙胺丁醇（E）。除乙胺丁醇为抑菌药外，其余均是杀菌药。

根据国际防结核和肺病联合会（IUATLD）推荐的标准短程方案，2HRZ/4HR。即前 2 个月为强化阶段，异烟肼 300mg/d，利福平 450～600mg/d，吡嗪酰胺 1500mg/d，病情严重者可延长巩固疗程。治疗 3 个月、6 个月、12 个月时可进行复查，细菌学检查、IVU、CT、B 超，随访 1 年即可，有钙化时应相应延长随访时间直至长期稳定。

为了减少异烟肼的不良反应可同时服用维生素 B_1，100mg/d。服用乙胺丁醇者每 6 周查视野 1 次，以尽早发现神经损害。治疗中定期检查肝功能，发现肝大、肝区痛、转氨酶升高应停药观察，一般可逐渐恢复正常，损害严重者，应尽早应用肾上腺皮质激素。此外，吡嗪酰胺的代谢产物可与尿酸竞争而抑制后者排泄，可使体内尿酸积聚，引起关节疼痛。全身治疗包括休息，避免劳累，注意营养及饮食。

(二)手术治疗

对于早期获得诊断的输尿管结核患者，如病变范围不大，可考虑置双 J 管后抗结核治疗，这样既可以保护肾功能，又可免于手术。

输尿管结核一经诊断，不论病灶范围，术前要对病灶范围做出正确估计，在抗结核药物配合下尽早给予手术治疗，对于输尿管缺损 10cm 以下者，可行膀胱悬吊或膀胱瓣成形术，如缺损＞10cm 可采用游离回肠肠襻代替输尿管术，手术要充分切除病变输尿管，保证吻合口血供和无张力，适当延长输尿管支架管的留置时间，是防止术后尿瘘和再狭窄的重要措施，术后常规抗结核治疗半年并定期随访。

第五节 输尿管结石

输尿管结石 90％以上是在肾内形成而降入输尿管的，原发性输尿管结石很罕见。输尿管结石病因及成分与肾结石基本一致，其形状一般为枣核状。输尿管结石好发位置与其解剖结构有关。正常输尿管有 5 个狭窄部位：①肾盂输尿管移行处；②输尿管跨髂血管处；③输尿管与男性输精管或女性阔韧带交叉处；④输尿管膀胱壁段起始处；⑤输尿管膀胱壁段。由于输尿管的蠕动和管内尿液流动速度较快，直径小于 0.4cm 的结石容易自动降入膀胱随尿排出。输尿管结石男性多于女性，好发年龄为 20～40 岁，由于病史与肾结石相同，输尿管结石特点与肾结石基本相似。

一、临床表现

（一）疼痛

输尿管结石引起上中段堵塞可出现典型的患侧腰痛，多为绞痛性质，可放射至患侧下腹部、腹内侧、睾丸及阴唇，疼痛发作时常伴有恶心、呕吐、腹胀等胃肠道症状。

（二）血尿

与肾结石一样，输尿管结石引起的血尿多为镜下血尿，疼痛发作后可加重。但有时绞痛发作后第一次排出尿液未见红细胞，而在第二次排尿后可找到，这是由于输尿管痉挛使上尿路尿液未进入膀胱所致。无血尿病例约占 20％。

（三）尿路刺激症状

输尿管结石位于膀胱壁段常出现尿频、尿急。这可能与输尿管下端肌肉与膀胱三角区相连并直接附着于后尿道有关。膀胱结石也有尿路刺激症状，但膀胱结石常伴有排尿困难及尿线中断。

（四）肾功能不全

输尿管管腔较小，较肾结石更易造成尿路梗阻，尤其是圆形结石。一侧输尿管结石引起的梗阻可造成患侧肾积水和感染，而双侧输尿管结石梗阻则可造成肾功能不全，最终可能造成尿毒症。

（五）体格检查

肾绞痛发作时患侧可有肌痉挛和肌紧张，肾区有叩痛，引起肾积水时，肾区可能触及包块，其大小与积水程度有关；并发感染时有肾区叩痛。有时沿输尿管径路有压痛。腹部体检一般触及不到输尿管结石，但结石位于输尿管下端近膀胱时，男性经直肠指检、女性经阴道可能触及结石。由于与肾结石的同源性，输尿管结石的实验室检查与肾结石相同。

二、影像学检查

患者有典型肾绞痛，伴或不伴有肉眼或镜下血尿者，应考虑有无肾或输尿管结石，进一步需进行影像学等检查。

（一）腹部平片

与肾结石一样，90％以上的输尿管结石可在腹部平片上显影。当然，输尿管结石钙化影有时需与腹腔淋巴结钙化、盆腔静脉石、髂血管钙化、骨岛相鉴别，腹腔淋巴结钙化鉴别要点在肾结石节叙述。

（1）盆腔静脉石　易与下段结石相混淆，静脉石常位于坐骨棘连线下方之盆腔侧位，多个排列成行，大小及分布不均，呈圆形，边缘光滑。

（2）髂血管钙化　可位于骶髂关节下方，一般呈新月形。不易鉴别时可插入输尿管导管，观察导管与钙化影位置可予区别。

（3）骨岛　位于输尿管走行区的髂骨骨岛与输尿管结石不易区别，但 X 线上骨岛可见骨纹理而结石没有。不易鉴别时可插入输尿管导管，观察导管与钙化影位置以区别。

（二）静脉尿路造影

静脉尿路造影不仅能显示结石的正确位置，尤其是腹部平片不能显示的阴性结石，在静脉尿路造影片上可表现出充盈缺损；还能了解结石对尿路造成的危害，推断结石形成的可能原因，了解双侧肾功能情况。目前认为静脉尿路造影是输尿管结石诊断必不可少的方法。对肾功能不良的病例，应用常规剂量造影剂显影不良时，可采用大剂量造影剂或延缓造影，往往能取得较好的效果。

（三）B 超检查

随着检查技术的进步，B 超诊断输尿管结石已越来越重要。B 超检查简单方便，对输尿管结石检出率在 90％以上，尤其对 X 线阴性结石，其诊断意义更大。B 超检查可了解输尿管结石的位置、大小、数目，结石引起肾积水及输尿管扩张程度等。对碘过敏者可替代静脉尿路造影及逆行肾盂造影。B超检查前给予清洁灌肠，检查时膀胱充盈良好，可使输尿管结石检出率在95%以上。

（四）逆行肾盂造影及膀胱镜检查

通过腹部平片、静脉尿路造影及B超检查等无创检查，一般能诊断出输尿管结石，逆行肾盂造影及膀胱镜检查有一定的痛苦，一般不做常规检查，仅在下列情况下可采用。

（1）梗阻严重引起肾功能不良，静脉尿路造影显影不良时，需行膀胱镜检查及逆行插管，明确结石诊断并了解上尿路梗阻情况。

（2）怀疑输尿管结石已降入膀胱。

（3）若观察到输尿管口狭窄或有囊肿，结石不易排出，可切开输尿管口或切除输尿管口囊肿以利于结石排出。逆行肾盂造影一般采用12.5%泛影葡胺作为造影剂。对输尿管可疑阴性结石可采用气体对比或稀释造影剂造影。另外，通过膀胱镜插入输尿管镜可直接观察到结石，同时可排除肿瘤、息肉等其他输尿管病变。

（五）其他

同位素肾图可了解双肾功能情况及输尿管结石引起尿路梗阻程度；利尿肾图可区别真假性梗阻。CT可检查出小于3mm的微小结石。磁共振及动脉造影对输尿管结石诊断意义不大。输尿管结石引起不典型的腹部绞痛又无肉眼血尿时，诊断较困难，需与胆囊炎、胆石症、急性阑尾炎、活动性消化道溃疡、胰腺炎等相鉴别。通过实验室、B超、X线等检查应不难区别，其鉴别诊断要点与肾结石相同。

三、治疗要领

（一）一般治疗

对结石较小（<5mm），无感染及不伴梗阻的输尿管结石，可予多饮水，适当活动，并服中药排石治疗。非手术治疗期间一旦出现结石嵌顿，引起梗阻、感染时，采取积极治疗，如体外冲击波碎石、腔内治疗等方法，以避免肾功能受到较大损害。

（二）体外冲击波碎石与腔内泌尿外科治疗

近年来，由于体外冲击波碎石与腔内泌尿外科技术的发展，输尿管结石开放性手术比例已降至2%，有些单位甚至是0。目前认为，对于输尿管上段结石首选体外冲击波碎石（ESWL），其成功率在9%左右。若ESWL不成功则可逆行插导管将结石推至肾盂，再按肾盂结石行ESWL，亦可通过输尿管镜、经皮肾镜行超声碎石、气压弹道碎石或将结石直接取出；对于输尿管中下段结石首选输尿管镜直接取石。随着腔内泌尿外科技术熟练和器械的改进，必将进一步提高疗效，发挥更大的作用。

(三) 手术治疗

以上述方法治疗无效时，可采用外放性手术治疗，其适应证如下。

(1) 结石直径超过 1cm 或表面粗糙呈多角形。

(2) 结石嵌顿过久，引起上尿路梗阻及感染。

(3) 输尿管憩室内结石。

(4) 输尿管镜取石并发症，穿透输尿管。

(5) 结石伴有严重尿路畸形需行手术纠正。可根据结石不同位置采取经腰、背、耻骨上切开取石。术前最好摄 X 线片以肯定结石位置有否变动。

当然，与肾结石一样，输尿管结石无论采用何种方法治疗均有复发可能，同样必须行病因检查，并针对病因采取相应措施以预防结石复发。输尿管结石的病因诊断、治疗与肾结石相同。

第六节 输尿管损伤

一、病因

由于输尿管的解剖位置及其特性，在泌尿系统中，输尿管损伤的发生率是最低的。由闭合性创伤引起的单纯输尿管损伤极为少见，主要见于儿童。多见于医源性损伤，尤其是妇科手术所造成的损伤。过去输尿管损伤多发生于开放手术中，现在有关腹腔镜手术或泌尿外科腔镜手术造成的输尿管损伤的报告也越来越多见，因此，妇科手术造成的输尿管损伤的比例在下降，而泌尿外科腔内手术引起的输尿管损伤在增加，甚至有超过妇科手术的趋势。另外，放射性损伤也较常见。

二、病理

与输尿管损伤的程度及发现早晚有关，可表现为挫伤、穿孔、钳夹、切断或切开、撕裂、黏膜撕脱、坏死等。轻者可完全自行恢复，严重者可导致输尿管狭窄、肾积水，甚至导致术后发生脓毒症或严重肾功能损害。若术中没有发觉输尿管部分撕裂而未予处理，可发生尿外渗并聚积成巨大尿性囊肿。尿外渗到腹腔内可引起绞痛或腹膜炎。

三、临床表现

根据损伤的性质和程度，临床表现各不相同。

（一）症状

血尿是最常见的症状之一，多见于器械损伤输尿管黏膜所致，一般可自行缓解和消失，但输尿管完全离断者，不一定有血尿出现。输尿管完全结扎所致的急性肾积水可引起严重的腰痛和腹痛，并在术后早期就有恶心呕吐及绞痛。继发感染可出现脓毒血症的表现。

（二）体征

尿液外渗到腹腔内可出现急性腹膜炎的症状、体征。损伤侧肾积水者腰部可触及肿块，肾区、输尿管走行区可有压痛、叩击痛。如果尿液与腹壁创口或肠道创口相通，可形成经久不愈的尿瘘。

四、诊断

（一）病史

有输尿管手术操作或盆腔或腹部手术史，或有外伤史及其他可能导致输尿管损伤的病史及有输尿管损伤的临床表现。术中可静脉注射亚甲蓝，观察有无渗出。

（二）实验室检查

90％由外力造成的输尿管损伤可有镜下血尿。当损伤是由其他原因引起时，尿液分析及其他实验室检查将无助于诊断。

（三）X线检查

输尿管损伤的诊断靠排泄性尿路造影。腹部平片显示盆腔或腹膜后区域有大片密度增高影，即可怀疑扭伤部位在此。注射造影剂后，延迟显影见于肾积水患者。稍后拍平片可见造影剂于损伤处外溢。在外部暴力造成的急性损伤中，排泄性尿路造影往往显示正常，只在输尿管横切点外溢处以上稍微充盈。逆行尿路造影可显示梗阻或外渗的确切部位。

（四）超声检查

超声检查可发现是输尿管积水还是已发展为尿性囊肿的尿外渗，是术后早期用于排除输尿管损伤的最好手段。

（五）放射性核素显像

由于尿液积聚于肾盂使核素计数增加，从而可显示伤侧排泄延迟，可对手术后肾功能进行评估。

五、治疗

外伤性输尿管损伤的处理原则应先抗休克，处理其他严重的合并伤，然后再处理输尿管损伤。治疗目的在于阻止尿液外漏，恢复正常排尿通路，保护患者肾功能。输尿管损伤治疗方法的选择，常决定于诊断距损伤发生的时间：如果在损伤发生的即刻或 3 天之内，可以考虑直接进行一期修补；若超过 3 天，则不宜立即进行手术修补。

（一）轻微损伤

小的挫伤或穿孔可经输尿管切口置入双 J 管。

（二）输尿管离断或部分缺损

两断端吻合无张力者可行同侧输尿管端-端吻合术，缺损较大者可行回肠输尿管替代代、自体肾移植术或输尿管皮肤造口。

（三）输尿管狭窄

可行气囊扩张、输尿管镜下内切开术、双 J 管置入术、输尿管狭窄段切除术、肾盂输尿管成形术等手术。

（四）尿瘘

于 3 个月后行输尿管修复，一般应找出输尿管近端，游离后与膀胱或膀胱瓣吻合。

（五）输尿管损伤、狭窄

输尿管损伤所致完全性梗阻暂时不能解除者，可先行肾造瘘术。

损伤性输尿管狭窄所致严重肾积水或感染，肾功能受损害或丧失者，若对侧肾功能正常，可行肾切除术。

第七节 ## 第七节　肾盂和输尿管肿瘤

一、发病率

肾盂和输尿管肿瘤少见，仅占整个泌尿道上皮肿瘤的 4%，平均发病年龄为 55 岁，大多为 40～70 岁；男：女为 2：1。

二、病因

吸烟和接触某些工业染料或溶剂均增加上尿路移行细胞癌的危险性，长期过度服用止痛药、巴尔干肾病或做逆行肾盂造影时接触的对比剂也有增加癌变的危险性。

三、病理

绝大多数肾盂和输尿管肿瘤是移行细胞肿瘤，分级和膀胱肿瘤相似，乳头状瘤占 15%～20%。50% 以上的患者是孤立性肿瘤，其他为多发性肿瘤。在输尿管肿瘤患者中，中心性肿瘤多达 50%。最常见的转移部位是相邻的淋巴结、骨和肺等。

鳞癌占肾盂肿瘤的 10%，常由感染或结石引起慢性感染所致。腺癌亦少见，一经确诊往往已属晚期。输尿管肿瘤则罕见，大部分肿瘤在诊断时已有播散和浸润。

肾盂和输尿管肿瘤的分期和膀胱癌相似，肿瘤的分期和分级决定了治疗方案和预后。肾盂输尿管低分级肿瘤存活率为 60%～90%，而高分级或穿透肾盂、输尿管壁肿瘤可能有远处转移，存活率低，为 0～30%。

四、临床表现

（一）症状和体征

主要表现为间断性无痛性肉眼血尿，有时仅有镜下血尿，容易被忽视。当血块或肿瘤碎片阻塞输尿管或肿瘤本身阻塞输尿管、肾盂时可能出现肾绞痛症状。部分患者可出现全身症状，如发热、体重减轻和嗜睡。这可能与肿瘤转移有关。一般无明显阳性体征，当有肾盂积水或巨大肿瘤时可扪及腹部包块，有时腹部触诊有压痛。少数转移性肿瘤患者有锁骨上、腹股沟淋巴结肿大或肝大。

（二）实验室检查

大部分患者尿常规检查有血尿，多为间歇性。少数肝转移患者有肝功能异常。由梗阻和尿滞留引起的泌尿道感染可以出现脓尿、菌尿。可以通过检查尿脱落细胞发现肿瘤细胞，阳性率取决于肿瘤的分级和取得标本的数量。

（三）影像学

上尿路肿瘤患者静脉尿路造影异常，最常见的改变为腔内充盈缺损，一侧肾、输尿管不显影和肾积水。静脉尿路造影显影不良者应配合逆行造影、肾穿刺造影、B超、CT、MRI等进一步检查。逆行造影可以更准确地观察集合系统异常，同时可以收集细胞学标本。输尿管肿瘤的特征是肿瘤所在以上部位扩张，如同"高脚杯状"，对诊断有重要价值。有时在逆行造影时输尿管肿瘤还可能出现"Bergman氏征"，即输尿管插入导管被肿瘤阻挡后盘曲在输尿管肿瘤远端。超声检查、CT、MRI常可发现肾盂的软组织异常及肾积水，但是，输尿管病变应用超声和CT检查有一定的困难，MRI可帮助检查输尿管病变。上述检查均能将血块、肿瘤和不透光结石区别开来，CT和MRI可以同时检查出腹部和腹膜后组织的局部或远处转移病灶。

（四）膀胱镜、输尿管肾盂镜检

膀胱镜检查可发现输尿管开口喷血，并可了解有无膀胱内转移。使用输尿管肾盂镜可以直接观察到上尿路异常。通过此项检查可以估计上尿路的充盈缺损和细胞学检查的阳性结果。此外，还可以对肾盂输尿管肿瘤手术的患者进行监视及对肿瘤的观察和活检。偶尔可行肿瘤切除术和电灼术。输尿管肾盂镜进行监测比传统方法更优越。

五、治疗

标准治疗方案是进行肾、全长输尿管及输尿管开口部位的膀胱壁部分切除术。若输尿管近端无肿瘤侵犯，仅远端肿瘤则应行远端输尿管切除及输尿管植入膀胱术。放疗对上尿路肿瘤作用甚小。伴有转移的上尿路移行上皮肿瘤的患者和转移性膀胱肿瘤患者一样，可用顺铂化疗。

第四章
肾脏疾病

第一节　肾结石

尿路结石是泌尿系统的常见疾病之一。随着我国经济的发展和饮食结构的改变，尿路结石的发病率呈逐年上升的趋势。近 20 年来，微创技术的发展使得尿路结石的治疗发生了革命性的进步。尿路结石按部位可分为上尿路（肾和输尿管）结石和下尿路（膀胱和尿道）结石。其中上尿路结石约占 80%。肾结石是尿路结石中最常见的部位，本节重点介绍肾结石，其他部位的结石分别在相应器官的章节中介绍。

我国尿路结石总的发病率为 1%~5%。结石的发生率与患者的性别、年龄、种族、体重指数、职业、水的摄入量和所在地区水质、气候及地理位置等有关。尿路结石多发于中年男性，男女比为（2~3）∶1。男性的高发年龄为 30~50 岁，女性有两个发病高峰，35 岁和 55 岁，近年来女性的尿路结石发病率有增高趋势。肥胖患者容易患尿酸结石和草酸钙结石，可能与胰岛素抵抗造成低尿 pH 和高尿钙有关。从事高温作业的人员尿路结石的发病率高，与其出汗过多、机体水分丢失有关。南方地区和沿海地区的发病率可高达 5%~10%，在这些地区，尿路结石患者可占泌尿外科住院患者的 50% 以上，这与日照时间长、机体产生较多维生素 D_3 和高温出汗水分丢失有关。水的硬度高低与尿路结石的发生率之间没有定论，但大量饮水确实可以降低尿路结石的发病风险。经济发达地区居民饮食中蛋白和碳水化合物比例较高，其肾结石的发生比例较高。

一、肾结石的种类

肾结石由基质和晶体组成，晶体占 97%，基质只占 3%。由于结石的主要成分为晶体，通常按照结石的晶体成分将肾结石分为含钙结石、感染性结石、尿酸结石和胱氨酸结石 4 大类。不同成分的结石的物理性质、影像学表现不同。结石可以由单一成分组成，也可以包含几种成分。

二、肾结石的病因

肾结石的形成原因非常复杂。包括四个层面的因素：外界环境、个体因素、泌尿系统因素以及尿液的成石因素。外界环境包括自然环境和社会环境，流行病学中提到的气候和地理位置属于自然环境，而社会经济水平和饮食文化属于社会环境。个体因素包括种族和遗传因素、饮食习惯、代谢性疾病和药物等。泌尿系统因素包括肾损伤、泌尿系统梗阻、感染、异物等。上述因素最终都导致尿液中各种成分过饱和、抑制因素的降低、滞留因素和促进因素的增加等机制，导致肾结石的形成。

与肾结石形成有关的各种代谢性因素包括：尿 pH 异常、高钙血症、高钙尿症、高草酸尿症、高尿酸尿症、胱氨酸尿症、低枸橼酸尿症等。其中常见的代谢异常疾病有：甲状旁腺功能亢进、远端肾小管性酸中毒、痛风、结节病、皮质醇增多或肾上腺功能不全、甲状腺功能亢进或减退、急性肾小管坏死恢复期、多发性骨髓瘤、小肠切除、克罗恩病、乳-碱综合征等。

药物引起的肾结石占所有结石的 1% 左右。药物诱发结石形成的原因有两类：一类为能够诱发结石形成的药物，包括钙补充剂、维生素 D、维生素 C（每天超过 4g）、乙酰唑胺等，这些药物在代谢的过程中导致了其他成分结石的形成；另一类为溶解度低的药物，在尿液浓缩时析出形成结石，药物本身就是结石的成分，包括磺胺类药物、氨苯蝶啶、茚地那韦（抗病毒药物）等。

感染和异物是诱发肾结石的主要局部因素，而梗阻、感染和结石等因素可以相互促进。各种解剖异常导致的尿路梗阻是肾结石形成的重要原因，临床上容易引起肾结石的梗阻性疾病包括机械性梗阻和非机械性梗阻两大类。其中机械性梗阻原因包括肾小管扩张（髓质海绵肾）、肾盏盏颈狭窄（包括肾盏憩室、肾盏扩张）、肾盂输尿管连接部狭窄、马蹄肾及肾旋转不良、重复肾盂输尿管畸形、输尿管狭窄（包括炎症性、肿瘤、外压性因素）、输尿管口膨出等。非机械性梗阻原因包括神经源性膀胱、膀胱输尿管反流和先天性巨输尿管等。反复发作的泌尿系统感染、肾盂肾炎是导致感染性肾结石的常见原因。了解结石的成分和病因，对于肾结石的治疗和预防有重要的指导意义。

三、症状

肾结石的临床表现多样。常见症状是腰痛和血尿，部分患者可以排出结石。此外，还可以出现发热、无尿、肾积水、肾功能不全等表现。不少患者没有任何症状，只在体检时偶然发现。应当注意，无症状并不意味着患者的肾功能正常。

（一）疼痛

40％～50％的肾结石患者有腰痛症状，发生的原因是结石造成肾盂梗阻。通常表现为腰部的酸胀、钝痛。如肾结石移动造成肾盂输尿管连接部或输尿管急性梗阻，肾盂内压力突然增高，可造成肾绞痛。肾绞痛是上尿路结石的典型症状，表现为突然发作的脊肋角和腰部的刀割样疼痛，常伴有放射痛，受累部位为同侧下腹部、腹股沟、股内侧，男性可放射到睾丸和阴茎头，女性患者放射至阴唇。发作时，患者表情痛苦、坐卧不宁、辗转反侧、排尿困难、尿量减少，可以出现面色苍白、出冷汗、恶心、呕吐、低热等症状，甚至脉搏细速、血压下降。肾绞痛发作持续数分钟或数小时，经对症治疗可缓解，也可以自行缓解，缓解后可以毫无症状。肾绞痛可呈间歇性发作。部分患者疼痛呈持续性，伴阵发性加重。

（二）血尿

血尿是肾结石的另一常见临床表现，常常在腰痛后发生。血尿产生的原因是结石移动或患者剧烈运动导致结石对集合系统的损伤。约80％患者可出现血尿，但大多数患者只表现为镜下血尿，其中只有10％左右的患者表现为全程肉眼血尿。部分患者可以只出现无痛性全程肉眼血尿，需要与泌尿系统肿瘤等其他疾病进行鉴别诊断。

（三）排石

患者尿中排出结石时，可以确定尿路结石诊断。应收集排出的结石并进行成分分析，以发现可能的代谢因素，利于结石的治疗和预防。排石常在肾绞痛发作后出现，也可以不伴有任何痛苦。

（四）发热

肾绞痛时可能伴或不伴低热。由于结石、梗阻和感染可互相促进，肾结石造成梗阻可继发或加重感染，出现腰痛伴高热、寒战。部分患者可表现为间断发热。感染严重时可造成败血症。出现发热症状时，需要引起高度重视，及早进行抗感染、引流尿液等处理，以预防全身严重感染的发生。

（五）无尿和急性肾功能不全

双侧肾结石、功能性或解剖性孤立肾结石阻塞造成尿路急性完全性梗阻，可以出现无尿和急性肾后性肾功能不全的表现，如水肿、恶心、呕吐、食欲减退等。出现上述情况，需紧急处理，引流尿液。无尿患者可以伴或不伴腰痛。

（六）肾积水和慢性肾功能不全

单侧肾结石造成的慢性梗阻常不引起症状，长期慢性梗阻的结果可能造成患侧肾积水、肾实质萎缩。孤立肾或双侧病变严重时可发展为尿毒症，出现贫血、水肿等相应临床表现。

四、体征

肾结石造成肾绞痛、钝痛时，临床表现为"症状重、体征轻"。典型的体征是患侧肾区叩击痛。脊肋角和腹部压痛可不明显，一般不伴腹部肌紧张。肾结石慢性梗阻引起巨大肾积水时，可出现腹部包块。

五、肾结石的诊断原则

（一）诊断依据

病史、症状、体征、影像学检查和实验室检查。

（二）通过诊断需要明确

是否存在结石，结石的位置、数目、大小、形态，可能的成分，肾功能，是否合并肾积水，是否合并尿路畸形，是否合并尿路感染，可能的病因以及既往治疗等情况。这些因素都在肾结石的治疗和预防方法选择中起重要作用。

（三）鉴别诊断

肾结石应当与泌尿系统结核、各种可能出现肾脏钙化灶的疾病、各种引起上尿路梗阻的疾病相鉴别。

六、病史

对于所有怀疑尿路结石诊断者，都应当全面采集病史，包括家族史、个人史和既往结石症状的发作和治疗等。25％的肾结石患者存在结石家族史。了解患者的居住和工作环境、饮食习惯、水摄入量以及是否存在痛风、甲状旁腺功能亢进、远端肾小管性酸中毒、长期卧床、结节病、维生素D中毒、皮质醇增多或肾上腺功能不全、甲状腺功能亢进或减退、急性肾小管坏死恢复期、多发性骨髓瘤等各种代谢性疾病。既往结石发作情况、排石情况、治疗方法及结局、结石成分分析结果等。

七、影像学检查

明确肾结石的主要影像学检查为 B 超、泌尿系统平片（KUB）及静脉尿路造影（IVU）和腹部 CT。通过影像学检查不但要明确是否存在肾结石，还需明确肾结石的位置、数目、大小、形态，可能的成分，是否合并肾积水，是否合并尿路畸形等情况。当然，诊断肾结石的同时，还应当明确尿路其他部位是否存在结石。磁共振、逆行造影、顺行造影和放射性核素检查在肾结石及其相关诊断中也有一定的作用。

（一）B 超

由于 B 超简便、快捷、经济、无创，对肾结石的诊断准确性较高，是加拿大泌尿外科协会（CUA）在《CUA 尿路结石诊疗指南》中推荐的检查项目。B 超可以发现 2mm 以上的肾结石，包括透 X 线的尿酸结石。B 超还可以了解是否存在肾积水。肾结石的 B 超表现为肾脏集合系统中的强回声光团伴声影，伴或不伴肾盂肾盏扩张。肾结核的钙化在 B 超上的部位在肾实质，同时可能发现肾实质的破坏和空洞。但 B 超检查的不足之处是对于输尿管结石的诊断存在盲区，对肾功能的判断不够精确，对肾脏的钙化和结石的鉴别存在一定困难。

（二）泌尿系统平片

KUB 是《CUA 尿路结石诊疗指南》推荐的常规检查方法。摄片前需要排空肠道，摄片范围包括全泌尿系统，从第 11 胸椎至耻骨联合。90% 左右的肾结石不透 X 线，在 KUB 平片上可显示出致密影。KUB 平片可初步判断是否存在肾结石，以及肾结石的位置、数目、形态和大小，并且初步提示结石的化学性质。在 KUB 平片上，不同成分的结石显影程度从高到低依次为草酸钙、磷酸钙和磷酸镁铵、胱氨酸、含钙尿酸盐结石。纯尿酸结石和黄嘌呤结石能够透过 X 线，在 KUB 平片上不显影，称为透 X 线结石或阴性结石。胱氨酸结石的密度低，在 KUB 平片上的显影比较浅淡。应当注意，KUB 片上致密影的病因有多种，初诊时不能只根据 KUB 平片确诊肾结石，更不能只凭 KUB 就进行体外碎石、手术等治疗，需要结合 B 超、静脉尿路造影或 CT 等与肾结核钙化、肿瘤钙化、腹腔淋巴结钙化、胆囊结石等其他致密影相鉴别。KUB 可用于肾结石治疗后的复查。

（三）静脉尿路造影

静脉尿路造影（IVU）又称静脉肾盂造影（IVP）。IVU 是 CUA 尿路结石诊疗指南推荐的检查方法。在非肾绞痛发作期，KUB/IVU 是诊断尿路结石的“金标准”。IVU 应与 KUB 平片联合进行，通常在注射造影剂后 10min 和 20min 摄片。

通过 IVU 可了解肾盂肾盏的解剖结构，确定结石在集合系统的位置，还可以了解肾功能，确定肾积水程度，并与其他 KUB 平片上可疑的致密影相鉴别。KUB 平片上不显影的尿酸结石在 IVU 片上表现为充盈缺损。如一侧肾功能受损严重而不显影时，延迟至 30min 以上拍片常可以达到肾脏显影的目的，也可应用大剂量造影剂进行造影。应当注意，肾绞痛发作时，急性尿路梗阻可能会导致患侧尿路不显影或显影不良，给肾功能的判断带来困难，应尽量避免在肾绞痛发作时行 IVU。在使用造影剂时，应当注意以下问题：①使用前应进行造影剂过敏试验，对于有过敏史或可能存在造影剂过敏风险时，可在检查前应用糖皮质激素和（或）抗组胺药物，并且避免使用离子型造影剂。②静脉使用造影剂可能导致肾脏灌注减低和肾小管损害。使用造影剂 3 日内血清肌酐增高超过 44μmol/L，如无其他合理解释，则考虑出现造影剂损害。危险因素包括血清肌酐异常、脱水、超过 70 岁、糖尿病、充血性心力衰竭、应用非甾体类抗炎药物或氨基糖苷类药物（应停药 24h 以上）等。应当避免在 48h 内重复使用造影剂。③糖尿病患者如服用二甲双胍，造影剂可能会加重其乳酸酸中毒。应在造影后停服二甲双胍 48h，如肾功能异常，还应在造影前停服 48h；如怀疑出现乳酸酸中毒，应检测血 pH、肌酐和乳酸。④未控制病情的甲状腺功能亢进者，禁用含碘造影剂。

（四）逆行造影

通过膀胱镜进行输尿管逆行插管进行造影，为有创检查，不作为肾结石的常规检查手段。在 IVU 尿路不显影或显影不良，或对造影剂过敏，不能明确 KUB 片上致密影的性质又无条件行 CT 检查时，可行逆行造影。逆行造影可以清晰直观地显示上尿路，判定是否同时存在肾盂输尿管连接部狭窄等解剖因素。传统的逆行插管双 J 管已很少应用。

（五）顺行造影

已行肾穿刺造瘘者，可通过造瘘管顺行造影了解集合系统的解剖以及与结石的关系。

（六）CT

CT 是《CUA 尿路结石诊疗指南》中的可选检查方法。CT 在尿路结石诊断中的应用越来越普及。螺旋 CT 平扫对肾结石的诊断准确、迅速，其准确率在 95% 以上，高于 KUB 和 IVU，能够检出其他影像学检查中可能遗漏的小结石。而且不需要肠道准备、不必使用造影剂，不受呼吸的影响。CT 片上结石的 CT 值可以反映结石的成分、硬度及脆性，可以为体外碎石等治疗方法的选择提供参考。增强 CT 能够显示肾积水的程度、观察肾实质的血供和造影剂的排泄情况、测算肾实质的体积，从而反映肾脏的形态和功能。CT 还能明确肾脏的解剖，结石的空间分布和周围器官的解剖关系，指导经皮肾镜等治疗。此外，CT 还可以发现其他腹腔内的病变。增强 CT 及三维重建可以进行 CT 尿路显像（CTU），可以代替 IVU。由于 CT 的诸多优势，有逐步代替 KUB/IVU 成为尿路结石首选检查方法的趋势。

（七）磁共振（MRI）

MRI 对尿路结石的诊断不敏感，结石在 MRI 的 T_1、T_2 加权像上都表现为低信号。但磁共振水成像（MRU）能够了解上尿路梗阻的形态，而且不需要造影剂即可获得与静脉尿路造影同样的效果，不受肾功能改变的影响。适用于对造影剂过敏者、肾功能受损者、未控制的甲状腺功能亢进患者以及儿童和妊娠妇女等。

（八）放射性核素检查

肾图和肾动态显像可以评价肾功能，并不受肾功能异常的影响，在肾功能异常时可以进行该检查。肾动态显像可以了解肾脏血流灌注状况，测定肾小球滤过率，判断是否存在尿路梗阻以及梗阻性质等信息，因此对手术方案的选择以及手术疗效的评价具有一定价值。

八、实验室检查

通过实验室检查可以辅助结石的诊断、了解患者的肾功能、是否合并感染、是否合并代谢性疾病等。

（一）尿常规

尿常规可以提供多种信息，在肾结石诊断中具有非常重要的意义。全部结石患者都应行尿常规检测。肾结石患者在绞痛发生后和运动后常出现镜下血尿。尿白细胞（WBC）增多和亚硝酸盐阳性表明结石合并细菌感染。尿 pH 与某些结石有关，如尿酸和胱氨酸在酸性尿中容易产生，用碱化尿液的方法进行溶石治疗时需要监测尿 pH；感染性结石患者的尿液呈碱性；如晨尿 pH 超过 5.8，应怀疑远端肾小管酸中毒的可能。尿中出现各种成分的结晶有助于结石的诊断。

（二）尿培养及细菌敏感药物试验

尿 WBC 增多者，应行此项检查，以指导临床进行敏感抗生素的选择。

（三）血常规

肾绞痛时可伴血 WBC 短时轻度增高。结石合并感染或发热时，血 WBC 可明显增高。结石导致肾功能不全时，可有贫血表现。

(四) 血生化检查

血清肌酐、尿素氮和肾小球滤过率可反映肾功能。肾功能不全时可出现高血钾或二氧化碳结合力降低。远端肾小管酸中毒时，可出现低钾血症和血氯增高。甲状旁腺功能亢进时骨溶解增加，可导致血碱性磷酸酶增高。

(五) 尿液代谢因素的检测

包括 24h 尿的尿量、钙、磷、镁、钠、钾、氯、草酸、枸橼酸、磷酸、尿酸、尿素、胱氨酸等。标本最好留两次。标本中加入适量盐酸可以预防尿液储存过程中析出草酸钙和磷酸钙沉淀，避免维生素 C 氧化成草酸，并预防尿液中细菌生长而改变尿液某些成分。在酸化尿液中尿酸和胱氨酸发生沉淀，如需检测其中的尿酸和胱氨酸，则必须加碱使其尿酸盐沉淀溶解。添加了叠氮化钠的尿液可以进行尿酸盐分析；由于尿液存放一段时间后其 pH 可能发生改变，检测尿 pH 时需要收集新鲜晨尿。

(六) 血液代谢因素的有关检查

包括血钙、磷、钾、氯、尿酸、清蛋白等。测定血钙可以发现甲状旁腺功能亢进或其他导致高钙血症的原因，测定清蛋白可以矫正结合钙对血钙浓度的影响。如血钙浓度≥2.60mmol/L，应怀疑甲状旁腺功能亢进的可能，可以重复测定血钙并测定甲状旁腺激素（PTH）水平。尿酸结石患者血尿酸可能增高。肾小管酸中毒可以表现为低钾血症、高氯性酸中毒。

(七) 尿酸化试验

早餐后服用氯化铵 0.1g/kg，饮水 150mL，上午 9 时开始每小时收集尿液测定 pH 并饮水 150mL，共进行 5 次。如尿 pH≤5.4 则不存在肾小管酸中毒。

(八) 结石成分分析

自发排出的结石、手术取石和体外碎石排出的结石应进行结石成分分析，以明确结石的性质，为溶石治疗和预防结石复发提供重要依据，还有助于缩小结石代谢异常的诊断范围。结石成分分析方法包括物理方法和化学方法两类。物理分析法比化学分析法精确，常用的物理分析法是 X 线晶体学和红外光谱法。红外光谱法既可分析各种有机成分和无机成分，又可分析晶体和非晶体成分，所需标本仅为 1mg。化学分析法的主要缺点是所需标本量较多，而且分析结果不很精确，但该法简单价廉，可以基本满足临床需要。

九、肾结石的治疗原则

肾结石治疗的总体原则是解除痛苦、解除梗阻、保护肾功能、有效去除结石、治疗病因、预防复发。保护肾功能是结石治疗的中心。具体的治疗方法需要个体化，根据患者的具体情况选择适宜的治疗方法。影响肾结石治疗的因素多样，包括患者的具体病情和医疗条件两大类。其中患者的病情包括：结石的位置、数目、大小、形态，可能的成分，发作的急缓，肾功能，是否合并肾积水，是否合并尿路畸形，是否合并尿路感染，可能的病因，患者的身体状况以及既往治疗等情况，都影响结石治疗具体方法的选择。此外，医疗因素包括医生所掌握的治疗结石的技术和医院的医疗条件、仪器设备，也影响结石的治疗方法的选择。肾结石的治疗主要包括以下内容：严重梗阻的紧急处理、肾绞痛的处理、合理有效祛除结石、病因治疗等方面。

十、严重梗阻的紧急处理

结石引起的梗阻，如果造成肾积脓、肾功能不全、无尿等严重情况，危及患者生命，需要紧急处理。梗阻合并感染可造成肾积脓、高热，甚至感染中毒性休克。体外冲击波碎石后输尿管"石街"形成时，容易造成急性梗阻感染。患者具有明显的腰部疼痛，体征出现明显肾区叩痛、腰大肌压迫征阳性，血白细胞明显增高。如广谱抗生素不能控制感染，需要紧急行超声或 CT 引导下经皮肾穿刺造瘘，充分引流，同时根据血培养或脓液的细菌培养、药物敏感试验结果，选择敏感抗生素。此时留置输尿管导管或双 J 管亦有一定效果，但由于脓液黏稠，引流可能不充分，甚至脓液堵塞管腔。如未能留置双 J 管，或留置双 J 管 3 日体温仍得不到有效控制，此时需行肾穿刺造瘘。如引流及时充分，感染通常可以得到控制。待病情稳定后，再处理结石。

孤立肾或双肾肾后性完全梗阻，可造成少尿、无尿，甚至肾功能不全及尿毒症。有时患者并无明显疼痛，以无尿、恶心、呕吐等症状就诊，影像学检查发现肾积水，如患者无感染表现，可行留置输尿管双 J 管引流，如逆行插管失败，可行超声引导肾穿刺造瘘。如病变为双侧，通常急诊只需处理肾实质好的一侧即可。

如为急性肾后性梗阻，影像学显示肾实质厚度正常，梗阻解除后肾功能可能恢复，不必行急诊血液透析，待肾功能恢复后再处理结石。如为慢性梗阻，影像学显示肾萎缩，肾实质结构紊乱，则肾功能是否能恢复及恢复的程度，需要持续引流观察，而且，在这种情况下，通常需要行双侧肾引流。如充分持续引流肾功能不恢复，则按照慢性肾功能不全处理。应当注意，在急性肾后性梗阻解除后，可出现多尿期，一般持续 2~4 天，尿量可能超过每日 4000mL，需要注意维持水电解质平衡。

十一、肾绞痛的治疗

肾绞痛是泌尿外科的常见急症，需紧急处理。结石导致肾绞痛的原因通常为较小结石移动到肾盂输尿管连接部或进入输尿管所导致的上尿路急性梗阻。肾绞痛治疗前应与其他急腹症相鉴别。肾绞痛的主要治疗方法为药物镇痛、解痉。

肾绞痛急性发作期可以适当限制水的摄入量，利尿药的应用和大量饮水可以加重肾绞痛的发作。肾绞痛的镇痛药物的使用遵循三级镇痛原则。一级镇痛药物为非甾体类镇痛抗炎药物。常用药物有双氯芬酸钠（扶他林，50mg/次，口服）、布洛芬（芬必得，0.3g/次，口服）和吲哚美辛栓（消炎痛，100mg/次，肛塞）等，具有中等程度的镇痛作用。双氯芬酸钠还能够减轻输尿管水肿，可明显减少肾绞痛的反复发作。双氯芬酸钠会影响肾功能异常者的肾小球滤过率，但对肾功能正常者不会产生影响。二级药物为非吗啡类中枢镇痛药，常用药物为：曲马多（50mg/次，口服），该药无呼吸抑制作用，无便秘，耐受性和依赖性很低。三级镇痛药物为较强的阿片类受体激动药，具有较强的镇痛和镇静作用。常用药物有：布桂嗪（50～100mg/次，肌内注射）、盐酸哌替啶（杜冷丁，50mg/次，肌内注射）、盐酸吗啡（5mg，皮下或肌内注射）等。阿片类药物具有眩晕、恶心、便秘、呼吸抑制等不良反应，对于慢性肺通气功能障碍、支气管哮喘患者禁用。该类药物可加重肾绞痛患者的恶心呕吐，在治疗肾绞痛时避免单独使用阿片类药物，一般需要配合硫酸阿托品、氢溴酸山莨菪碱（654-2）等解痉类药物一起使用。

解痉药物包括：①M型胆碱受体阻滞药，常用药物有硫酸阿托品0.3～0.5mg/次（皮下、肌肉或静脉注射）和氢溴酸山莨菪碱（654-2）5～10mg/次（肌内或静脉注射），可以松弛输尿管平滑肌、缓解痉挛。青光眼患者禁用该类药物。②黄体酮20mg/次（肌内注射）可以抑制平滑肌的收缩而缓解痉挛，对止痛和排石有一定的疗效，尤其适用于妊娠妇女肾绞痛者。③钙离子拮抗药，硝苯地平（心痛定，10mg/次，口服或舌下含化），对缓解肾绞痛有一定的作用。④α受体阻滞药，坦索罗辛0.2mg/次（口服）、多沙唑嗪4mg/次（口服）等。近期国内外的一些临床报道显示，α受体阻滞药在缓解输尿管平滑肌痉挛、治疗肾绞痛中具有一定的效果。此外，针灸也有一定解痉止痛效果，常用穴位有肾俞、京门、三阴交或阿是穴等。

如经上述治疗肾绞痛不缓解，则可进行留置输尿管引流或急诊体外碎石、输尿管镜手术取石等处理。

十二、排石治疗

去除肾结石的方法包括排石、溶石，可采取体外冲击波碎石（ESWL）、输尿管镜碎石、经皮肾镜取石（PCNL）、腹腔镜或开放手术取石等方法。

近年来，由于各种微创方法的不断发展和推广，ESWL、输尿管镜碎石、 PC-NL等技术的应用越来越普及，大多数肾结石可以通过上述微创方法得到有效治疗。传统的开放手术在肾结石的治疗中应用已逐步减少，但对那些需要同时解决解剖异常的肾结石患者，仍为一种有效治疗。具体采用何种方法治疗肾结石，主要取决于结石的大小、位置、数目、形态、成分。对于患者来说，应选择损伤相对更小，并发症发生率更低的治疗方式。此外，还要考虑肾功能、是否合并肾积水、是否合并尿路畸形、是否合并尿路感染、可能的病因、患者的身体状况以及既往治疗等情况。

（一）排石

排石治疗的适应证为肾结石直径≤6mm，未导致尿路梗阻或感染，疼痛症状可以得到有效控制。直径≤4mm的结石自然排石率为80%，再辅以排石药物，可进一步提高排石率。直径≥7mm的结石自然排石率很低。

排石治疗的措施有：①每日饮水3000mL以上，保持24h尿量2000mL，且饮水量应24h内均匀分配。②服用上述非甾体类药物或α受体阻滞药、钙离子拮抗药。③服用利湿通淋的中药，主要药物为车前子，常用中成药有排石颗粒、尿石通等；常用的方剂如八正散、三金排石汤和四逆散等。④辅助针灸疗法，常用穴位有肾俞、中脘、京门、三阴交和足三里等。较小肾盏结石可长期滞留，无临床表现。应严密观察，定期复查。如果结石增大或引起的严重症状或造成肾积水或肾盏扩张、继发感染时，应行其他外科治疗。

（二）溶石

溶石治疗是通过化学的方法溶解结石或结石碎片，以达到完全清除结石的目的，是一种有效的辅助治疗方式，常作为体外冲击波碎石、经皮肾镜取石、输尿管镜碎石及开放手术取石后的辅助治疗。主要用于尿酸结石和胱氨酸结石的治疗。溶石手段包括口服药物、增加尿量、经肾造瘘管注入药物等。其他结石也可尝试溶石治疗。

1. 尿酸结石

（1）碱化尿液 口服枸橼酸氢钾钠颗粒10g/d，每日3次，使尿液pH达到6.5~7.2。尿液pH过高，可能导致感染性结石的发生。

（2）大量饮水 使24h尿量超过2000~2500mL。

（3）口服别嘌醇 300mg/d，每日2~3次，减少尿酸排出。

（4）减少产生尿酸的食品的摄入 如动物内脏等，蛋白质入量限制在0.8g/（kg·d）。

（5）经皮溶石 可选用三羟甲基氨基甲烷（THAM）液。

2. 胱氨酸结石

(1) 碱化尿液　口服枸橼酸氢钾钠或碳酸氢钠，使尿液 pH 维持在 7.0 以上。

(2) 大量饮水　使 24h 尿量超过 3000mL，且饮水量在 24h 内保持均匀分配。

(3) 24h 尿胱氨酸排出高于 3mmol/24h 时，可应用硫普罗宁或卡托普利。

(4) 经皮溶石　可选用 0.3mol/L 或 0.6mol/L 的三羟甲基氨基甲烷（THAM）液，以及乙酰半胱氨酸。

3. 感染性结石

磷酸镁铵和碳酸磷灰石能被 10% 肾溶石酸素（pH 3.5～4）及 Suby 液所溶解。具体的方法是在有效抗生素治疗的同时，溶石液从一根肾造瘘管流入，从另一根肾造瘘管流出。溶石时间的长短取决于结石的负荷，完全性鹿角形结石往往需要比较长的时间才能被溶解。冲击波碎石后结石的表面积增加，增加了结石和溶石化学液的接触面积，有利于结石的溶解。该疗法的最大优点是不需麻醉即可实施，因此，也可作为某些高危病例或者不宜施行麻醉和手术的病例的治疗选择。口服药物溶石的方案：①短期或长期的抗生素治疗。②酸化尿液，口服氯化铵 1g，每日 2～3 次，或者甲硫氨酸 500mg，每日 2～4 次。③对于严重感染者，使用脲酶抑制药，如乙酰羟肟酸或羟基脲。建议使用乙酰羟肟酸 250mg，每日 2 次，服用 3～4 周。如果患者能耐受，则可将剂量增加到 250mg，每日 3 次。

（三）有效去除结石

去除结石适应证包括结石直径≥7mm、结石造成尿路梗阻、感染、肾功能损害等。去除结石的方法包括：体外冲击波碎石（ESWL）、输尿管镜碎石、经皮肾镜取石（PCNL）、手术取石等。《CUA 尿路结石诊疗指南》对这些方法的选择提出了推荐性意见。下面分别对这些方法进行介绍。

1. 体外冲击波碎石 (ESWL)

20 世纪 80 年代初体外冲击波碎石的出现，为肾结石的治疗带来了革命性变化。其原理是将液电压、电超声或电磁波等能量会聚到一个焦点上，打击结石，实现不开刀治疗肾结石。曾经 ESWL 几乎用于治疗全部肾结石，包括鹿角形肾结石。但随着经验积累，人们发现了 ESWL 的各种并发症，如肾被膜下血肿、肾破裂、肾萎缩、输尿管"石街"形成、肾积脓、大结石的治疗时间长等。近年来，随着临床经验的积累和碎石机技术的发展，对 ESWL 的适应证、治疗原则及并发症的认识有了新的改变。第三代碎石机与早期碎石机相比，碎石效率提高，更安全，费用降低，而且更灵巧，还实现了多功能化。现代体外碎石机可具备 X 线定位和 B 超定位双重方式。ESWL 具有创伤小、并发症少、可门诊进行等优点。

(1) ESWL 的适应证　直径≥7mm 的肾结石。对于直径 7～20mm 大小的各种成分的肾结石，并且不合并肾积水和感染者，ESWL 是一线治疗方法。对于直径＞20mm 的肾结石，ESWL 虽然也能够成功碎石，但存在治疗次数多时间长、排石问题多等缺点，采用 PCNL 能够更快更有效地碎石。ESWL 可与 PCNL 联合应用于较大肾结石。

（2）ESWL 的禁忌证　妊娠妇女、未纠正的出血性疾病、未控制的尿路感染、结石远端存在尿路梗阻、高危患者（如心力衰竭和严重心律失常、严重肥胖或骨骼畸形、腹主动脉瘤或肾动脉瘤、泌尿系活动性结核）等。

（3）治疗过程和复查　现代碎石机都采用干式碎石方式，患者平卧在碎石机上碎石。对于痛觉敏感或精神紧张者，可给予静脉镇痛药物。儿童患者可给予全身麻醉。碎石后患者出现血尿，可给予排石药物进行辅助。应收集尿液中的结石，进行结石成分分析。患者停止排石 2～3 天复查 KUB，以观察碎石效果，严密观察是否形成输尿管"石街"。残余结石较大者，可再次行 ESWL，残余结石较小者，应进行跟踪随访。

（4）ESWL 治疗次数和治疗时间间隔　ESWL 治疗肾结石一般不超过 3～5 次（具体情况依据所使用的碎石机而定），如结石较大或硬度较大，应该选择经皮肾镜取石术。ESWL 治疗肾结石的间隔时间目前无确定的标准，公认不能短于 1 周。通过研究肾损伤后修复的时间，现认为两次 ESWL 治疗肾结石的间隔以 10～14 天为宜。

（5）影响 ESWL 效果的因素　碎石效率除了与碎石机的效率有关，还与结石的大小、数目、位置和硬度有关。

① 结石的大小：结石越大，需要再次治疗的可能性就越大。直径＜20mm 的肾结石应首选 ESWL 治疗；直径＞20mm 的结石和鹿角形结石可采用 PCNL 或联合应用 ESWL，若单用 ESWL 治疗，建议于 ESWL 前插入双 J 管，防止"石街"形成阻塞输尿管。

② 结石的位置：肾盂结石容易粉碎，肾中盏和肾上盏结石的疗效较下盏结石好。对于下盏漏斗部与肾盂之间的夹角为锐角，漏斗部长度较长和漏斗部较窄者，ESWL 后结石的清除不利，可结合头低脚高位进行体位排石。

③ 结石的成分：磷酸铵镁和二水草酸钙结石容易粉碎，尿酸结石可配合溶石疗法进行 ESWL，一水草酸钙和胱氨酸结石较难粉碎。

④ 解剖异常：马蹄肾、异位肾和移植肾结石等肾脏集合系统的畸形会影响结石碎片的排出，可以采取辅助的排石治疗措施。

⑤ 操作医生的经验：由于通常碎石治疗需要持续 30min 左右，患者可以发生体位的变化，所以在碎石过程中，操作者需要经常校正碎石机焦点以对准结石，并且根据监测的碎石效果，调整碎石机的能量输出和打击次数。ESWL 是一项非常专业的技术，需要经过培训的泌尿外科医师进行操作。

（6）ESWL 并发症　ESWL 可能出现肾绞痛、肾被膜下血肿、肾破裂、局部皮肤瘀斑、输尿管"石街"形成、肾积脓、败血症等。长期并发症有肾萎缩。对于出现肾绞痛的患者，按前述药物治疗方法进行治疗。局部皮肤瘀斑可以自愈，一般不需处理。如患者出现较剧烈的腰部胀痛，怀疑肾被膜下血肿、肾破裂时，行 CT 检查明确。确诊者，严密监测腰部症状、体征、血红蛋白和影像学改变，通常卧床休息1～2 周，对症治疗通常可好转。对于不能控制的出血，可行选择性肾动脉栓塞。

输尿管"石街"形成、肾积脓、败血症者，应紧急行肾穿刺造瘘，同时应用敏感抗生素，输尿管"石街"的处理见输尿管结石章节。为避免这几种并发症，重点在于预防。尽量不对直径＞20mm 的肾结石行 ESWL 治疗，如需进行 ESWL，事先留置输尿管支架管。对于感染性结石，有发热史或尿 WBC 增高者，ESWL 前预防性应用抗生素，并持续到碎石后至少 4 天。

2. 经皮肾镜取石

经皮肾镜取石术（PCNL）于 20 世纪 80 年代中期开始在欧美一些国家开展。它是通过建立经皮肾操作通道，击碎并取出肾结石。由于可以迅速有效去除肾结石，很快得到推广。但是，早期的 PCNL 由于并发症较多，碎石效率低，经历了数年的低谷。随着各种肾镜的改进、激光、超声气压弹道碎石技术的开发，PCNL 在 20 世纪 90 年代以来，得到了更广泛的应用。1997 年国外学界提出微创经皮肾镜取石术（MPCNL），以减少手术并发症与肾实质的损伤，但仅用于治疗直径＜2cm 的肾结石、小儿肾结石或需建立第二个经皮肾通道的病例。我国学者从 1992 年开始采用"经皮肾微造瘘，输尿管镜碎石取石术"，随着手术技巧日趋熟练与腔镜设备的改进，1998 年提出有中国特点的微创经皮肾镜取石术（ChineseMPCNL），并逐步在全国推广应用，使经皮肾镜取石技术的适应证不断扩大，并应用于大部分 ESWL 和开放手术难以处理的上尿路结石。近年来大宗回顾性临床报道表明此方法较标准 PCNL 更易掌握和开展，成功率高，并发症较国外技术低。现在，经皮肾镜取石技术在肾结石的治疗中发挥着越来越重要的作用。

（1）PCNL 适应证　各种肾结石都可经 PCNL 治疗，对于直径＞2cm 的肾结石和＞1.5cm 的肾下盏结石是一线治疗（无论是否伴有肾积水）。还包括 ESWL 难以击碎的直径＜2cm 的肾结石、肾结石合并肾积水者，胱氨酸结石，有症状的肾盏或憩室内结石，蹄铁形肾结石，移植肾合并结石，各种鹿角形肾结石等。

（2）禁忌证　①凝血异常者，未纠正的全身出血性疾病；服用阿司匹林、华法林等抗凝药物者，需停药 2 周，复查凝血功能正常才可以进行手术。②未控制的感染，合并肾积脓者，先行肾穿刺造瘘，待感染控制后，行 Ⅱ 期 PCNL。③身体状态差，严重心脏疾病和肺功能不全，无法承受手术者。④未控制的糖尿病和高血压者。⑤脊柱严重后凸或侧凸畸形，极度肥胖或不能耐受俯卧位者为相对禁忌证，可以采用仰卧、侧卧或仰卧斜位等体位进行手术。

（3）PCNL 技术特点　PCNL 技术的核心是建立并维持合理的经皮肾通道。合理的经皮肾通道的基本组成为皮肤-肾皮质-肾乳头-肾盏-肾盂。皮肤穿刺点多选在腋后线，经肾的背外侧少血管区域（Brodel 线）进入肾实质，出血的风险较低。至于穿刺肾的上、中、下盏，要便于操作，能最大限度地取出肾结石。

PCNL 分为 I 期和 II 期。I 期 PCNL 是建立通道后马上进行碎石，适用于各种肾结石。II 期 PCNL 是在建立通道 5～7 天后再行碎石，适用于合并感染、肾后性肾功能不全者需要引流者；I 期操作出血明显或残余结石者。I 期的优点是：一次操作、患者痛苦小、住院时间短、费用低，结石是否合并肾积水都可进行。缺点是：容易出血，视野不清，由于窦道未形成，操作鞘脱出后容易失败。II 期手术的优点是：窦道已经形成，出血少，视野清晰。缺点是：患者治疗时间长，对于不积水的肾结石不易建立通道，而且由非手术医生建立的皮肾通道可能不是最佳通道，不利于术者操作。

通道的大小可以选择 F14～F30。一般将 F14～F20 称为微造瘘，F22～F24 称为标准通道，F26～F30 称为大通道。大多数肾结石可以通过单个通道治疗，对于复杂肾结石可以建立两个或多个通道。

（4）术前准备 ①影像学检查，术前需要进行必要的影像学检查，包括 KUB/IVU 加 CT 平扫，或 KUB 加 CT 增强。术前需要明确肾结石的数目、大小、分布，并对肾脏及周围器官的解剖进行仔细评估，以选择最佳穿刺通道，避免并发症的发生。②控制感染，尿常规异常、与结石有关的发热者，需要控制感染。治疗前应根据尿培养药敏试验选择敏感的抗生素，即使尿培养阴性，手术当天也应选用广谱抗生素预防感染。③签署患者知情同意书，虽然 PCNL 是一种微创手术，但它仍然存在一定风险，手术前应将残余结石、出血、周围器官损伤、情况严重时需中转开放手术，甚至需要行肾切除等情况以书面的形式告知患者及其家属。

（5）I 期 PCNL 手术步骤

① 麻醉：连续硬膜外麻醉，或蛛网膜下腔麻醉联合连续硬膜外麻醉，或全麻。留置输尿管导管，膀胱镜下留置 F5～F7 输尿管导管，作用是：①向肾盂内注水造成人工"肾积水"，利于经皮肾穿刺，对于不积水的肾结石病例更有作用；注入造影剂使肾盂肾盏显影，指导 X 线引导穿刺针。②指导肾盂输尿管的位置。③碎石过程中防止结石碎块进入输尿管。④碎石过程中，通过输尿管导管加压注水，利于碎石排出。

② 体位：多采用俯卧位，但俯卧位不便于施行全麻。也可采用侧卧位、斜侧卧位。

③ 定位：建立经皮肾通道需要 B 超或 X 线定位。X 线的优点是直观；缺点是有放射性，而且不能观察穿刺是否损伤周围脏器。B 超的优点是无辐射、可以实时监测穿刺避免周围脏器损伤、熟练掌握后穿刺成功快；术中还能明确残余结石位置，指导寻找结石，提高结石取净机会；缺点是不够直观，需要经过特殊培训才能掌握。

④ 穿刺：穿刺点可选择在第 12 肋下至第 10 肋间腋后线到肩胛线之间的区域，穿刺经后组肾盏入路，方向指向肾盂。对于输尿管上段结石、肾多发性结石以及合

并输尿管肾盂的接合处 UPJ 狭窄需同时处理者，可首选经肾后组中盏入路，通常选第 11 肋间腋后线和肩胛下线之间的区域作穿刺点。穿刺上、下组肾盏时，须注意可能会发生胸膜和肠管的损伤。穿刺成功后，有尿液溢出。将导丝经穿刺针送入肾盂。该导丝在 PCNL 中具有重要作用，在随后的操作中，必须保持导丝不脱出。撤穿刺针，记住穿刺针的方向和穿刺深度。

⑤ 扩张：用扩张器沿导丝逐级扩张至所需要的管径。扩张器进入的方向要与穿刺针进入的方向一致。扩张器进入的深度不能超过穿刺针进入的深度。否则，进入过深容易造成肾盂壁的损伤或穿透对侧肾盂壁，造成出血，而且无法用肾造瘘管压迫止血。扩张器可使用筋膜扩张器、Amplatz 扩张器、高压球囊扩张器或金属扩张器扩张，具体使用哪种扩张器以及扩张通道的大小，必须根据医师的经验以及当时具备的器械条件决定。扩张成功后，将操作鞘置入肾盏。

⑥ 腔内碎石与取石：较小结石可直接取出，较大结石可利用钬激光、气压弹道、超声、液电器械等击碎。碎石过程中需保持操作通道通畅，避免肾盂内压力增高，造成水中毒或菌血症。碎石可用冲洗和钳取方式取出。带吸引功能的超声气压弹道碎石器可在碎石同时吸出结石碎片，使肾内压降低，尤其适用于体积较大的感染性结石患者。根据情况决定是否放置双 J 管。手术结束时留置肾造瘘管可以压迫穿刺通道，引流肾集合系统、减少术后出血和尿外渗，有利于再次处理残石，而且不会增加患者疼痛的程度和延长住院时间。有些医生尝试术后不留置造瘘管，对于初学者不适用。

⑦ 术后处理：监测生命体征和引流液颜色，防治水中毒、感染等。术后 1 日复查 KUB，如无残余结石，可于术后 1~2 日拔除肾造瘘管。如存在残余结石，根据情况进行 II 期 PCNL 或多通道 PCNL 或联合 ESWL 残余尿酸胱氨酸结石可通过造瘘管进行溶石治疗。

(6) 常见并发症及其处理

① 肾实质出血：是 I 期经皮肾镜操作的常见并发症。通常为静脉性出血。术中肾实质出血常可通过操作鞘压迫控制，如术中出血严重，应停止手术，用气囊导管压迫控制，择期行 II 期手术。术后出血可夹闭肾造瘘管，通常出血可得到控制。如出血较多，需要及时输血。动脉性出血较严重，如出血不能得到控制、血红蛋白进行性下降者，可行动脉造影检查，必要时行选择性肾动脉栓塞，若出血凶险难以控制，应及时改开放手术，以便探查止血，必要时切除患肾。

② 邻近脏器损伤：肋间穿刺可能损伤胸膜、肝、脾，利用超声引导穿刺可以避免。一旦发现患者出现胸痛、呼吸异常，怀疑气胸或液气胸，应立即停止手术，留置肾造瘘管并保持引流通畅，留置胸腔闭式引流。穿刺位点偏下或偏前，可能损伤肠管。重在预防和及时发现，并做出符合外科原则的处理。

③ 集合系统穿孔：操作中器械移动幅度过大、碎石器械损可造成集合系统穿孔，如保持操作通道通畅，小的穿孔可不必处理。如穿孔造成出血、水吸收等应停

止手术，放置输尿管支架管及肾造瘘管，充分引流。择期行Ⅱ期手术。

④ 稀释性低钠血症：手术时间过长、高压灌注造成水吸收过多所致。停止手术，急查电解质，予高渗盐水、利尿、吸氧等治疗可缓解。

⑤ 感染和肾周积脓：重在预防，术前控制泌尿系统感染，肾积水明显者予充分引流。手术后保持输尿管导管、肾造瘘管通常非常重要，并予抗生素治疗。

（7）开展 PCNL 注意事项　PCNL 是一项技术要求很高的操作，需要术者具有相当的专业技术和经验，应在有条件的医院施行。开展 PCNL 前，应利用模拟器械、动物手术等进行模拟训练。开展手术早期宜选择简单病例，如单发肾盂结石合并中度以上肾积水，患者体形中等，无其他伴随疾病。复杂或体积过大的肾结石手术难度较大，应在经验丰富的医生指导下手术。合并肾功能不全者或肾积脓先行经皮肾穿刺造瘘引流，待肾功能改善及感染控制后再Ⅱ期取石。完全鹿角形肾结石可分期多次多通道取石，但手术次数不宜过多（一般单侧取石不超过3次），每次手术时间不宜过长，需视患者耐受程度而定。

3. 开放手术或腹腔镜手术取石

近年来，随着体外冲击波碎石和腔内泌尿外科技术的发展，特别是经皮肾镜和输尿管镜碎石取石术的广泛应用，开放性手术在肾结石治疗中的运用已经显著减少。在某些医院，肾结石病例中开放手术仅占1%～5.4%。但是，开放性手术取石在某些情况下仍具有极其重要的临床应用价值。

（1）适应证　①ESWL、PCNL 等手术或治疗失败，或上述治疗方式出现并发症需开放手术处理。②骨骼系统异常不能摆 ESWL、PCNL 等体位者。③肾结石合并解剖异常者，如肾盂输尿管连接部狭窄、漏斗部狭窄、肾盏憩室等。这些解剖异常需要在取石同时进行处理。④异位肾、马蹄肾等不易行 ESWL、PCNL 等手术者。⑤同时需要开放手术治疗其他疾病。⑥无功能肾需行肾切除。⑦小儿巨大肾结石，开放手术简单，只需一次麻醉。

（2）手术方法　包括肾盂切开取石术、肾盂肾实质联合切开取石术、无萎缩性肾实质切开取石术、无功能肾切除术和肾脏部分切除术、肾盂输尿管连接部成形术等。这些手术方式现在基本可以通过腹腔镜手术来完成。一般来说，腹腔镜手术比开放手术出血少，并发症少，住院时间短，恢复快，但手术时间较长。腹腔镜手术需要经过专门培训，还需要完善的设备支持。

（四）特殊情况的治疗

1. 鹿角形肾结石

鹿角形肾结石是指充满肾盂和至少1个肾盏的结石。部分性鹿角状结石仅仅填充部分集合系统，而完全性鹿角状结石则填充整个肾集合系统。新发的鹿角形肾结石都应该积极地治疗，患者必须被告知积极治疗的益处与相关的风险。在大多数情况下，PCNL 应作为首选的治疗手段；若肾解剖正常，体积小的鹿角形肾结石可考虑单用 ESWL 治疗，碎石前应先保证充分的引流；若结石无法通过合理次数的微创技术处理，可考虑采用开放手术。

鹿角形肾结石以单通道的经皮肾取石术有时无法清除所有结石，可以建立第2、第 3 条微创经皮肾通道，进行多通道碎石取石术。多通道的建立时间，通常在第一通道变为成熟通道的基础上才可以进行，一般在 I 期手术后 5～7 日。对于操作熟练者如手术顺利，可一期进行多通道穿刺。由于第 2、第 3 条通道仅需扩张至 F14～F18，损伤和出血的危险较小，安全性较高。多通道形成后可加快取石的速度，提高对鹿角形肾结石的清除能力。

完全性鹿角形肾结石可分期多次取石，对巨大的结石可采用多通道取石，但手术的次数不宜过多（一般单侧取石≤3 次），每次手术的时间不宜过长。必要时需视患者的耐受程度和医生的经验，联合应用 ESWL 辅助或 PCNL-ESWL-PCNL "三明治疗法"。

若无很好的条件和经验开展 PCNL，鹿角形结石可采用开放性手术治疗。可以选择的手术包括扩大的肾盂肾盏切开取石术、无萎缩性肾实质切开取石术、复杂的放射状肾实质切开术和低温下肾脏手术。

2. 马蹄肾肾结石

马蹄肾肾结石可采用 PCNL，也可采用开放手术取石。马蹄肾的两肾下极多在脊柱前方融合成峡部，输尿管与肾盂高位连接，伴有肾旋转不良，各组肾盏朝向背侧。因肾脏位置较正常低，肾上极更靠后外侧，故穿刺时多从背部经肾上盏或中盏入路。由于输尿管上段在峡部前侧位跨越行走并与肾盂连接，UPJ 处呈坡状，肾盏漏斗部狭长，造成术后残石很难自行排出，尤其是肾下盏结石，所以手术中应尽量清除所有结石，必要时进行多通道碎石取石术。如果 UPJ 的高位连接未造成明显的功能性梗阻，一般可不予处理。马蹄肾结石如需行 ESWL，应根据肾在体表的投影，取俯卧位行 ESWL 治疗（即冲击波从前腹进入体内）。

3. 孤立肾肾结石

孤立肾肾结石孤立肾患者由于代偿性肾增大，肾皮质厚，在 PCNL 手术中，穿刺、扩张时容易出血。可采用微造瘘（MPCNL），建立 F14～F18 皮肾通道，对肾皮质的损伤减少，出血的概率较低。另外，分两期手术较安全。手术的关键在于解除梗阻，改善肾功能，采用合理的通道大小和取石次数。对于难以取净的残石可术后结合 ESWL 治疗。每次治疗后必须监测肾功能的变化，治疗间隔的时间适当延长。若无很好的条件和经验开展 PCNL，也可采用开放手术取石。

4. 移植肾肾结石

移植肾为孤立功能肾，患者长期服用免疫抑制剂，抵抗力低下，合并肾结石时应采取创伤小、效果确切的治疗方法。推荐肾移植伴肾结石的患者采用 ESWL 和 PCNL 治疗。由于移植肾位于髂窝，位置表浅，经皮肾穿刺容易成功。

移植肾及输尿管均处于去神经状态，因此，可以在局麻＋静脉镇痛下进行手术。一般来说，患者采用仰卧位。但是，如果合并输尿管狭窄，则采用截石位。移植肾的输尿管膀胱吻合口多位于膀胱顶侧壁，输尿管逆行插管不易成功。术中可先B超定位，穿刺成功后注入造影剂，然后在X线定位下穿刺目标肾盏。手术时间不宜过长，出血明显时应待Ⅱ期手术取石。

5. 肾盏憩室结石

肾盏憩室结石可采用PCNL或逆行输尿管软镜来处理。后腹腔镜手术也可用于治疗肾盏憩室结石。通常不采用ESWL治疗，因为肾集合系统和憩室之间的连接部相对狭窄，即使碎石效果较好，结石仍有可能停留在原处而无法排出。

MPCNL治疗时，术中经预置的导管逆行注入亚甲蓝帮助寻找狭小的漏斗部开口，取石后将狭窄部切开或扩张，并放置一根F6双J管，并留置30天。腹侧的肾盏憩室可以经腹腔镜下切除，去除结石、缝合憩室口。

6. 盆腔肾肾结石

对于肾脏位于盆腔的患者，推荐使用ESWL治疗。PCNL的难度大，一般不宜采用，必要时可采取开放手术或腹腔镜手术。

7. 髓质海绵肾结石

海绵肾结石表现为部分肾髓质集合管的囊状扩张，形成的结石一般位于肾乳头的近端，结石细小量放射状分布。只要结石不引起梗阻，一般不需处理其肾结石。经皮肾取石术难以处理此类结石，而且极易损伤肾乳头，日后形成的瘢痕会造成集合管的梗阻。较大的结石或结石排至肾盂或肾盏引起梗阻时，可采用ESWL或PCNL治疗。口服枸橼酸制剂及维生素B_6、增加液体的摄入量以抑制结石的生长。

8. 小儿肾结石

小儿肾结石一般可用ESWL治疗，因小儿的代偿能力较强，排石能力较成人强，单纯碎石的指征较成人稍宽。若结石较大而梗阻不严重，应先置双J管后碎石；如碎石效果不佳或结石梗阻严重，则可采取微创经皮肾取石解决。一般情况下不宜双侧同时碎石或经皮取石。

9. 过度肥胖的患者

对于过度肥胖的患者，患者皮肤至结石的距离过长，ESWL定位困难，因而不易成功，推荐选用PCNL或开放手术。标准经皮肾取石术使用的肾镜太短，不适合这类患者的手术操作，过去曾被认为是手术的禁忌证。但是，微创经皮肾取石术由于使用了长而纤细的内镜，只需在扩张通道时使用加长的工作鞘。肥胖患者对俯卧位耐受差，易发生通气障碍，体位可采用患侧垫高45°的斜仰卧位，患者相对更易耐受手术。必要时可采取气管插管全麻。

由于皮肾通道较长，留置的肾造瘘管术后容易脱出，可以放置F14～F16的末端开口的气囊导尿管，向外轻轻牵引后皮肤缝线固定。X线透视下注入造影剂，确保气囊位于肾盏内。

（五）结石治疗的注意事项

1. 双侧上尿路结石的处理原则

双侧上尿路同时存在结石约占结石患者的 15％，传统的治疗方法一般是对两侧结石进行分期手术治疗，随着体外碎石、腔内碎石设备的更新与泌尿外科微创技术的进步，对于部分一般状况较好、结石清除相对容易的上尿路结石患者，可以同期微创手术治疗双侧上尿路结石，双侧上尿路结石的治疗原则为：①双侧输尿管结石，如果总肾功能正常或处于肾功能不全代偿期，血肌酐 <178.0μmol/L，先处理梗阻严重一侧的结石；如果总肾功能较差，处于氮质血症或尿毒症期，先治疗肾功能较好一侧的结石，条件允许，可同时行对侧经皮肾穿刺造瘘，或同时处理双侧结石。②双侧输尿管结石的客观情况相似，先处理主观症状较重或技术上容易处理的一侧结石。③一侧输尿管结石，另一侧肾结石，先处理输尿管结石，处理过程中建议参考总肾功能、分肾功能与患者一般情况。④双侧肾结石，一般先治疗容易处理且安全的一侧，如果肾功能处于氮质血症或尿毒症期，梗阻严重，建议先行经皮肾穿刺造瘘，待肾功能与患者一般情况改善后再处理结石。⑤孤立肾上尿路结石或双侧上尿路结石致急性梗阻性无尿，只要患者情况许可，应及时外科处理。如不能耐受手术，应积极试行输尿管逆行插管或经皮肾穿刺造瘘术，待患者一般情况好转后再选择适当治疗方法。⑥对于肾功能处于尿毒症期，并有水电解质和酸碱平衡紊乱的患者，建议先行血液透析，尽快纠正其内环境的紊乱，并同时行输尿管逆行插管或经皮肾穿刺造瘘术，引流肾脏，待病情稳定后再处理结石。

2. 合并尿路感染的结石的处理原则

由于结石使尿液淤滞易并发感染，同时结石作为异物促进感染的发生，两者可相互促进，对肾功能造成严重破坏。在未去除结石之前，感染不易控制，严重者可并发菌血症或脓毒血症，甚至危及生命。所有结石患者都必须进行菌尿检查，必要时行尿培养。当菌尿试验阳性，或者尿培养提示细菌生长，或者怀疑细菌感染时，在取石之前应该使用抗生素治疗，对于梗阻表现明显、集合系统有感染的结石患者，需进行置入输尿管支架管或经皮肾穿刺造瘘术等处理。

上尿路结石梗阻并发感染，尤其是急性炎症期的患者不宜碎石，否则易发生炎症扩散，甚至出现脓毒血症，而此类患者单用抗生素治疗又难以奏效，此时亦不宜行输尿管镜取石。通过经皮肾微穿刺造瘘及时行梗阻以上尿路引流可减轻炎症，使感染易于控制，避免感染及梗阻造成肾功能的进一步损害。经皮肾微穿刺造瘘术的应用扩大了体外冲击波碎石及腔镜取石的适应证，可减少并发症，提高成功率，两者合并应用是上尿路结石梗阻伴感染的理想治疗方法。

结石并发尿路真菌感染是临床治疗的难点，常见于广谱抗生素使用时间过长。出现尿路真菌感染时，应积极应用敏感的抗真菌药物。但是，全身应用抗真菌药物不良反应大，可能加重肾功能的损害，采用局部灌注抗真菌药治疗上尿路结石并发真菌感染是控制真菌感染的好方法。

3. 残石碎片的处理

残石碎片常见于 ESWL 术后，也可见于 PCNL 术以及复杂性肾结石开放取石术后，最多见于下组肾盏。结石不论大小，经 ESWL 治疗后都有可能形成残石碎片。结石残余物的直径不超过 4mm，定义为残余碎片，直径≥5mm 的结石则称为残余结石。

残石碎片可导致血尿、疼痛、感染、输尿管梗阻及肾积水等并发症的发生。无症状的肾脏残余结石增加了结石复发的风险，残石可以为新结石的形成提供核心。感染性结石的患者在进行治疗后，如伴有结石残留，则结石复发的可能性更大。对于无症状、石块不能自行排出的患者，应该依据结石情况进行相应的处理。有症状的患者，应积极解除结石梗阻，妥善处理可能出现的问题；同时应采取必要的治疗措施以消除症状。有残余碎片或残余结石的患者应定期复查以确定其致病因素，并进行适当预防。

关于无临床意义的残石碎片的定义存在很多争论。对伴有残余结石碎片的患者，长期随访研究表明：随着时间延长，残片逐渐增大，结石复发率增加，部分患者需重复进行取石治疗。对下组肾盏存在结石或碎片且功能丧失的患者，下极肾部分切除术可以作为治疗选择之一。对于上、中组肾盏的结石，可采用输尿管软镜直接碎石。经皮化学溶石主要适用于含有磷酸镁铵、碳酸盐、尿酸及胱氨酸和磷酸氢钙的结石。

对于残余结石直径＞20mm 的患者，可采用 ESWL 或 PCNL 治疗，在行 ES-WL 前，推荐置入双 J 管，可以减少结石在输尿管的堆积，避免出现"石街"。

4. "石街"的治疗

"石街"为大量碎石在输尿管与尿道内堆积没有及时排出，堆积形成"石街"，阻碍尿液排出，以输尿管"石街"为多见。输尿管"石街"形成的原因有：①一次粉碎结石过多。②结石未能粉碎为很小的碎片。③两次碎石间隔时间太短。④输尿管有炎症、息肉、狭窄和结石等梗阻。⑤碎石后患者过早大量活动。⑥ESWL 引起肾功能损害，排出碎石块的动力减弱。⑦ESWL 术后综合治疗关注不够。如果"石街"形成 2 周后不及时处理，肾功能恢复将会受到影响；如果"石街"完全堵塞输尿管，6 周后肾功能将会完全丧失。在对较大的肾结石进行 ESWL 之前常规放置双 J 管，"石街"的发生率大为降低。无感染的"石街"可继续用 ESWL 治疗，重点打击"石街"远侧较大的碎石。对于有感染迹象的患者，给予抗生素治疗，并尽早予以充分引流，常采用经皮肾穿刺造瘘术，通常不宜放置输尿管支架管。待感染控制后，行输尿管镜手术，可联合 PCNL。

5. 妊娠合并尿路结石的治疗

妊娠合并尿路结石较少见，发病率小于 0.1％，其中，妊娠中、晚期合并泌尿系结石较妊娠早期者多见。妊娠合并尿路结石的临床表现主要有腰腹部疼痛、恶心呕吐、膀胱刺激征、肉眼血尿和发热等，与非妊娠期症状相似，且多以肾绞痛就诊。

鉴于 X 线对胎儿的致畸等影响，妊娠合并尿路结石患者禁用放射线检查包括 CT。MRI 检查对肾衰竭患者以及胎儿是安全的，特别是结石引起的肾积水，采用磁共振泌尿系水成像（MRU）能清楚地显示扩张的集合系统，能明确显示梗阻部位。B 超对结石的诊断准确率高且对胎儿无损害，可反复应用，为首选方法。通过 B 超和尿常规检查结合临床表现诊断泌尿系结石并不困难。

妊娠合并尿路结石首选非手术治疗，禁止行 ESWL（无论是否为 B 超定位）。应根据结石的大小、梗阻的部位、是否存在着感染、有无肾实质损害以及临床症状来确定治疗方法。原则上对于结石较小、没有引起严重肾功能损害者，采用综合排石治疗，包括多饮水、适当增加活动量，输液利尿、解痉、止痛和抗感染等措施促进排石。

对于妊娠合并尿路结石患者，保持尿流通畅是治疗的主要目的。通过局麻下经皮肾穿刺造瘘术、置入双 J 管或输尿管支架等方法引流尿液，可协助结石排出或为以后治疗结石争取时间。妊娠期间麻醉和手术的危险很难评估，妊娠前 3 个月（早期）全麻会导致畸胎的概率增加，但是，一般认为这种机会很小。提倡局麻下留置输尿管支架，建议每 2 个月更换 1 次支架管以防结石形成被覆于支架管。肾积水并感染积液者，妊娠 22 周前在局麻及 B 超引导下进行经皮肾造瘘术为最佳选择，引流的同时尚可进行细菌培养以指导治疗。与留置输尿管支架管一样，经皮肾穿刺造瘘也可避免在妊娠期进行对妊娠影响较大的碎石和取石治疗。

第二节 急性肾盂肾炎

急性肾盂肾炎是肾盂和肾实质的急性细菌性炎症。致病菌多经膀胱上行感染肾盂，再经肾盂感染肾实质，也可经血液直接播散到肾盂和肾实质。上行感染的病原菌主要为革兰氏阴性细菌，多为大肠埃希菌和其他肠杆菌；血行感染的病原菌主要为革兰氏阳性细菌，如葡萄球菌和肠球菌。凡可以引起尿路梗阻和尿液引流不畅的疾病均可以继发肾盂肾炎，如泌尿系先天性畸形、结石、良性前列腺增生、尿潴留及膀胱输尿管返流。本病多见于女性，多数为单侧肾，也可双侧同时发病。

一、病理

主要为肾小管和肾间质的病变。肾炎症水肿，体积增大，质地较软，肾实质充血。肾盂黏膜充血水肿，出现散在小出血点，显微镜下可见多量中性粒细胞浸润，病变严重时黏膜表面散在大小不等的脓肿，呈黄色或黄白色。肾切面肾实质感染多集中于一个和多个楔形区，有大小不等的小脓灶，分布不规则。早期肾小球多不受影响，病变严重时可见肾小管、肾小球受破坏。化脓灶愈合后可形成微小的纤维化瘢痕，一般无损于肾功能。病灶广泛而严重者，可使部分肾单位功能丧失。在病原菌及感染诱因未被彻底消除时，急性肾盂肾炎可由于病变迁延或反复发作而转为慢性。

二、临床表现

(一) 发热

急性肾盂肾炎发病急骤，可出现寒战、高热，体温可上升至 39℃ 以上，伴有头痛、恶心、呕吐等全身症状。

(二) 腰痛

患侧或双侧腰痛，多呈胀痛。肋脊角有明显的压痛和叩击痛。

(三) 膀胱刺激症状

由下尿路感染上行所致的急性肾盂肾炎，先出现尿频、尿急、尿痛、血尿、排尿困难等症状，以后出现高热等全身症状。

三、诊断

根据病史可以进行初步诊断。特别注意询问有无下尿路感染、前列腺炎及身体其他部位有无感染病灶。

尿液检查可发现白细胞、红细胞、蛋白、白细胞管型，尿沉渣涂片染色可发现细菌，尿细菌培养每毫升尿有菌落 10^5 以上，并可找到病原菌。血白细胞计数升高，中性粒细胞增多明显，血沉加快，C 反应蛋白增加。病变严重时可有脓毒血症出现，此时应进行血液的细菌培养。若尿或血细菌培养阳性，应做药物敏感实验，以选用敏感的抗生素。B 超、尿路平片、静脉尿路造影、CT 等影像学检查有助于了解上尿路有无梗阻或其他疾病。

四、治疗

(一) 支持治疗

卧床休息，多饮水，输入足量的液体，以维持体液和电解质的平衡。维持每日尿量达 1500mL 以上，有利于炎症及代谢产物的排出。

（二）抗菌药物治疗

1. β-内酰胺类抗生素

青霉素类药物对革兰氏阳性菌属有强效，其中广谱青霉素类如氨苄西林、羧苄西林等，对大肠埃希菌、变形杆菌和肠球菌等作用较强。哌拉西林等作用比氨苄西林强，且毒性较氨基糖苷类低，主要用于铜绿假单胞菌感染。头孢菌素可用于产酶葡萄球菌感染。第二、三代头孢菌素对严重革兰氏阴性杆菌感染作用显著，与氨基糖苷类合用有协同作用。头孢哌酮、头孢拉定等对铜绿假单胞菌及其他假单胞菌等感染有效。亚胺培南西拉司丁（泰能）抗菌谱广，对革兰氏阴性杆菌杀菌活性好，尤适用于难治性院内感染及免疫缺陷者的肾盂肾炎。

2. 磺胺类药物

对除铜绿假单胞菌外的革兰氏阳性和革兰氏阴性菌有效。

3. 喹诺酮类药物

抗菌谱广、作用强、毒性小，临床已广泛应用，但不宜用于儿童、孕妇及肾功能不全者。

4. 氨基糖苷类

氨基糖苷类对多种革兰氏阴性菌和某些革兰氏阳性菌有很强的杀菌作用，其中妥布霉素、奈替米星等对铜绿假单胞菌效果较好。

5. 去甲万古霉素

适用于耐甲氧西林的葡萄球菌、多重耐药的肠球菌感染及对青霉素过敏患者的革兰氏阳性球菌感染。疗程一般为 7～14 日，静脉用药者可在体温正常、临床症状改善、尿细菌培养转阴后改口服维持。

（三）其他药物

应用碱性药物如碳酸氢钠、枸橼酸钾，可降低酸性尿液对膀胱的刺激，以缓解膀胱刺激症状。钙离子通道拮抗药维拉帕米（异搏定）或盐酸黄酮哌酯可解除膀胱痉挛，缓解刺激症状。

患者治疗后如发热等症状持续存在应考虑是否存在梗阻、结石等其他原因引起的继发肾盂肾炎，应积极治疗原发病，解除梗阻。急性肾盂肾炎单纯症状的好转和消失不能作为治愈的依据，应在停用抗生素后重复进行尿细菌培养，确定是否继续存在感染。

五、并发症

急性肾盂肾炎经及时治疗，一般无并发症。如治疗失当或伴有畸形、梗阻、结石等其他病变，易变为慢性。中毒性休克、急性肾乳头坏死是严重的并发症。

第三节 肾积脓

肾积脓（脓肾）是肾实质感染所致广泛性化脓性病变，或尿路梗阻后肾盂肾盏积水、感染而形成一个积聚脓液的脓腔。

一、病因与发病机制

（一）病因

本病以上尿路结石引起梗阻，继发感染为最常见；其次是肾和输尿管畸形引起感染性肾积水；亦可继发于肾盂肾炎。致病菌以大肠埃希杆菌属为多见。肾组织遭到严重损坏，肾全部或一部分成为脓性囊。

（二）发病机制

当积水肾脏发生感染和化脓时，由于尿路梗阻使脓液在集尿系统聚集时可发生肾积脓。急性肾盂肾炎合并急性梗阻时可表现为突发的发热、寒战和腰痛，通常迅速地发展为败血症。积水肾脏感染发展为化脓性肾盂肾炎时，如未及时诊断和正确治疗，将导致肾脏的完全破坏。偶尔慢性梗阻的肾脏发生感染时呈静息起病，无明显的临床症状。发生肾积脓时患者表现为发热、脓尿和肾区肿块。如果为完全梗阻，尿液检查将无异常。

二、临床表现

（一）症状

突出表现为脓尿，在输尿管与脓肾相通时，可出现持续性肉眼脓尿，也可呈间歇性脓尿。急性发作型除了有寒战高热、全身无力、呕吐等全身中毒症状外，还有明显的局部症状，如腰部疼痛和腰肌紧张；如为慢性病程型，则呈慢性感染中毒症状，如低热、盗汗、贫血、消瘦等，局部症状较轻。

（二）体征

肾区明显叩压痛，腰部可扪及肿大的肾脏。

三、并发症

肾积脓如不及时治疗，可穿透肾包膜而形成肾周围脓肿。

四、实验室与辅助检查

（一）实验室检查

（1）尿常规和尿细菌培养　尿沉渣白细胞显著增加；尿细菌培养可为阳性。

（2）血常规　急性发作时白细胞常升高，常以中性粒细胞升高为主。慢性病程者，可出现贫血。

（3）血生化检查　部分患者肌酐升高，提示肾功能受损。

（二）辅助检查

（1）膀胱镜检查　可见患侧输尿管口有脓液流出。

（2）X线检查　腹部平片显示肾影不清，有时可发现上尿路结石。静脉尿路造影显示患肾显影差或不显影。

（3）超声检查　B超检查特点为肾盂或肾囊内密度不同的低回声像，颇似肾积水，但图像较模糊，如果脓液较为黏稠，脓液沉积在下而尿液在上呈分层现象。

（4）CT检查　可显示肾实质中形态不一、边缘模糊的混合密度肿块，中央为低密度。增强扫描示肾实质增强明显降低，肾盂肾盏不显影。

五、诊断与鉴别诊断

肾积脓以上尿路结石引起梗阻，继发感染为最常见，其次是肾和输尿管畸形引起肾积水合并感染，亦可继发于肾盂肾炎。致病菌以大肠埃希菌最常见，肾组织遭到严重破坏成为脓性囊。根据症状、体征影像学检查不难诊断。需与以下疾病进行鉴别。

（一）急性肾盂肾炎

主要表现为突发性的畏寒、高热，常伴有尿频尿急、尿痛等膀胱刺激症状。也会出现腰痛和肾区叩压痛。但尿路刺激症状严重而肾区叩痛较轻，B超检查肾内无液性暗区，CT亦无中央区低密度肿块。

（二）肾周围炎和肾周围脓肿

主要表现也是畏寒、发热、剧烈腰痛及肾区叩压痛。但尿路平片显示腰大肌阴影消失，CT 显示肾脏内无混合密度的肿块，而在肾周围可见肿块。

（三）肾结核

主要表现尿频、尿急、尿痛等膀胱刺激症状，伴有低热、乏力、贫血等全身性结核中毒症状及不同程度的脓尿，与慢性病程型肾积脓表现相似。但肾结核患者尿频多较为严重，24h 尿沉渣中可查到抗酸杆菌。早期肾结核 IVU 表现为肾盏边缘不整齐，如虫蚀状，后期呈缺少 1 个或几个肾盏的征象。结核性肾积脓则尿呈米汤样混浊，B 超可见肾内有积液，但呈低热，所以又称为冷脓肿。

（四）肾积水

主要表现为反复腰痛，继发感染时有发热，可出现尿频、尿急、尿痛，与慢性病程型肾积脓表现相似。但肾积水患者的体温通常不会持续升高，B 超显示肾内液性暗区较肾积脓患者均匀，CT 检查显示肾盂内边缘光整的均匀密度肿块。

六、治疗

肾功能良好者鼓励多饮水。对症治疗，降温、止痛、营养支持。抗感染治疗应根据药敏选用抗生素。去除病因，尽早解除梗阻因素，对病情危急者，应先行简单的肾造瘘，待病情稳定后再解除梗阻。若肾皮质菲薄的肾积脓，肾单位全部破坏而失去泌尿功能，没有保肾的价值，应行肾切除。

第四节　急性肾衰竭

一、病因及分类

急性肾衰竭（ARF）是一组由各种原因引起的以肾小球滤过率在短时间内突然下降为特点的临床综合征。肾功能减退可能经历几个小时或几天，以致不能将体内代谢废物排出以维持正常的体内容量和电解质稳定，从而出现水钠潴留、容量超负荷、高血钾、酸中毒等临床表现。如果患者肾浓缩功能在正常范围，其尿量 < 400mL/d 或 < 6mL/（kg·d）时称为少尿。如果患者的肾浓缩功能受到损害，且尿的比重 < 1.010，少尿则表现为尿量 < 1000～1500mL/d。ARF 的主要特点为肾小球滤过率（GFR）的降低，临床表现为血清肌酐（Cr）和尿素氮（BUN）升高。但

是，在某些情况下， Cr 和 BUN 也会升高，如处在高分解代谢状态，机体大范围创伤（手术导致）等。有关急性肾衰竭的诊断标准尚存在很多争议。

2004 年急性透析质量建议（ADQI）第二次共识会议提出来根据危害性及病变程度的急性肾衰竭分层诊断（RIFLE）标准。但这一分层定义仅仅适合于急性肾小管坏死而不适用于肾小球疾病引起的急性肾衰竭。

急性肾衰竭的病因可分为肾前性、肾性及肾后性。对于 ARF 的处理应当根据导致肾衰竭的病因学具体分析。如为肾前性因素引起的 ARF，则应积极去除相关的诱发因素，恢复肾的有效灌注，通常这些处理能够使肾功能得到恢复。但是如果延误治疗，严重而持久的肾低灌注将导致肾小管上皮细胞发生严重的损伤，即使纠正了低灌注也难以改善病变，就会进一步发展成实质性肾衰竭，即急性肾小球坏死（ATN）。药物导致的 ARF，原则上应当撤掉与肾毒性有关的药物。对于手术患者，维持正常的循环血容量十分重要。术后患者要根据中心静脉压的监测结果及时补充晶体、胶体和血液成分。对于肾后性因素导致的 ARF，要迅速解除梗阻，同时也应注意尿液外渗的情况。有时，在临床上要鉴别 ARF 的病因并非易事，往往要结合临床检查和实验室结果，甚至还需要有创的中心血流动力学监测和尿路影像学检查。在诊断检查前初步估计 ARF 的病因十分重要，对于检查手段的选择有重要的指导意义。

二、肾前性急性肾衰竭

肾前性急性肾衰竭是指由于肾血流灌注下降超过了肾自身调节的范围，导致肾小球滤过率下降而出现的急性肾衰竭。导致肾前性急性肾衰竭最常见的原因是由于肾性或肾外性液体丢失引起的脱水，如腹泻、呕吐和利尿药的过度使用等。肾前性急性肾衰竭的特点是病因纠正能够使肾功能得到恢复，并少有肾结构的破坏。这种状态对补液比较有效，一旦治疗得当，肾功能能够在 24～72h 得以恢复。其他少见的原因有败血症性休克、血管外液体潴留导致的所谓"第三腔隙"（如胰腺炎）等。抗高血压药物的过量应用也可以出现这种情况。心力衰竭导致心排血量减少也可降低肾血流灌注。

由于肾血管收缩、扩张调节失衡而引起的肾血液供应下降导致的急性肾小球滤过率下降也应引起临床医生的注意。如肝硬化患者发生肝肾综合征或者服用环孢素、他克莫司、非类固醇抗炎药、血管紧张素转化酶抑制药等情况下。上述情况往往容易出现明显的肾内血流动力学功能紊乱。在这些情况下，尿液检查可类似肾前性肾衰竭，但患者临床表现并不符合常见的急性肾衰竭。在停止服用药物或有肝肾综合征的患者进行肝病的治疗或肝移植后，会出现肾小球滤过率的改善。根据临床表现仔细分析可以判断出引起急性肾衰竭的主要原因。但多数情况下，急性肾衰竭是多种病因共同作用的结果。

（一）临床表现与诊断

肾的低灌注能够刺激交感神经和肾素-血管紧张素系统，导致肾血管收缩。同时，低血压可以有力地刺激抗利尿激素的释放，这样使水的重吸收加强。临床表现为尿量减少，尿钠浓度降低，血液肌酐水平增加，尿液渗透压上升。

1. 症状和体征

除了非常少见的心脏病或"泵"衰竭的患者，最常见也是首先的主诉是身体站立时头晕（直立性晕厥）或口渴感，患者可有明显的体液丢失病史，体重减低的多少可以反映出脱水的程度。体检常发现皮肤干瘪、颈静脉塌陷、黏膜干燥、直立性低血压、脉搏增快等。

2. 实验室检查

（1）血液检查 血液中的尿素氮和肌酐的比率（BUN/Cr）正常是 10～15：1，在肾前性肾衰竭时，由于肾小管功能未受损，低尿流率导致肾小管重吸收尿素增加，从而使 BUN/Cr 不成比例增加。甘露醇、造影剂和利尿药都会影响肾对尿素、钠和肌酐的转运与处理，在这些因素的影响下，生化检查可能会出现让人误解的结果。

（2）尿液检查 尿量通常减少。需要精确评估时可留置尿管以测量每小时的尿量，也可通过这个方法除外有无下尿路的梗阻。在急性肾前性少尿的情况下尿液多是高比重（＞1.025）和高渗透压 [＞600mOsm/（kg·H_2O）] 的。常规尿分析一般没有异常。

（3）中心静脉压降低 预示着血容量不足。当严重的心力衰竭是肾前性肾衰竭的主要原因（多数不是唯一原因）时，主要表现为心排血量降低和中心静脉压升高。

（4）水负荷 对于肾前性肾衰竭患者，小心地增加入量可以使尿量增加。补液试验既有诊断意义也有治疗意义。最常用的首要治疗手段是快速静脉输注 300～500mL 生理盐水，一般要超过 1～3h 以后测量尿的排出。当尿量超过 50mL/h 时，认为患者对连续静脉输液有良好的反应。如果尿量不增加，则需要仔细地回顾患者血和尿液的化验检查，再次评估患者的水容量状态，并重新进行体检，以确定继续补充液体（用或者不用呋塞米）的合理性。

（二）治疗

对于脱水的患者，必须快速补充液体的丢失。不恰当的液体治疗可能会加重肾血液动力学的进一步恶化和最终导致肾小管的缺血（不可逆的急性肾小管坏死）。在液体不足的患者，仍有少尿和持续性低血压，应使用血管加压药物来有效纠正由败血症和心源性休克引起的低血压。升压药物对恢复全身的血压，同时对维持肾内的血流量和肾功能是非常有益的。应用多巴胺 1～5μg/（kg·min），可以在不改变收缩压的情况下增加肾血流量。如果容量纠正后，全身血压还持续偏低，则可加大多巴胺剂量 5～20μg/（kg·min）。对于肾前性急性肾衰竭应停用抗高血压药物和利尿药。

三、血管性肾衰竭

常见的血管疾病导致的急性肾衰竭包括动脉血栓性疾病、夹层动脉瘤、恶性高血压等。对于 60 岁以下的患者，如果没有接受过经血管的操作或造影检查，一般很少出现血栓性疾病。夹层动脉瘤和恶性高血压通常临床诊断比较清楚。快速评估肾动脉血流情况的方法需要动脉造影或其他非造影血流检查（如磁共振或多普勒超声），恶性高血压的病因可以通过体检发现（如硬皮病），对导致或影响急性肾衰竭的血管性因素的及早治疗是必要的。

四、肾实质性急性肾衰竭

肾实质性急性肾衰竭是我国最常见的急性肾衰竭类型。其中包括急性肾小球肾炎（AGN）、急性间质性肾炎（AIN）和急性肾小管坏死（ATN）。该类疾病可以分为特异性和非特异性实质损害过程。对于不同病因的肾实质疾病引起的急性肾衰竭，其治疗方法及强度完全不同。急进性肾炎常常需要强化免疫抑制治疗，而对于药物或感染相关性急性间质性肾炎以及急性肾小管坏死，及时去除病因则非常重要。

(一) 特异性肾实质疾病

导致急性肾实质性肾衰竭的最常见原因是急进性肾小球肾炎、急性间质性肾炎、中毒性肾病和溶血性尿毒症综合征等。可引起急性间质性肾炎的药物包括非固醇类抗炎药物（非诺洛芬）、青霉素、利福平、磺胺类药物、西咪替丁、别嘌醇、环丙沙星、氨基水杨酸盐等。

1. 临床表现与诊断

（1）症状和体征 详细地询问病史可获得非常重要的诊断信息。肾小球及小血管疾病多有前驱感染或者系统性疾病史，如咽喉痛和上呼吸道感染、腹泻等。急性过敏性间质性肾炎多有明确的用药史，部分患者可出现发热、皮疹等药物过敏反应。引起急性肾衰竭的系统性疾病包括过敏性紫癜、系统性红斑狼疮和硬皮病等，体检需注意相关体征。人类免疫缺陷病毒（HIV）感染也可以出现 HIV 肾病导致的急性肾衰竭。一般来说，肾盂肾炎很少出现急性肾衰竭，除非伴有脓毒血症梗阻或牵扯孤立肾患者。

（2）实验室检查

① 血液检查：急进性肾小球肾炎的免疫学检查异常主要有抗 GBM（抗肾小球基底膜抗体，Ⅰ型）和 ANCA（抗中性粒细胞质抗体，Ⅱ型）阳性，Ⅲ型患者的血

循环免疫复合物及冷球蛋白可呈阳性，血清 C_3 降低。急性间质性肾炎可有血嗜酸性粒细胞升高、血沉加快、IgE 升高等。特异血清免疫学检查可以提示某些系统性疾病，例如，系统性红斑狼疮。在溶血性尿毒症综合征中，外周血涂片中常出现血小板减少和红细胞的形态结构变异。

② 尿液分析：在肾小球及小血管性急性肾衰竭时，尿沉渣分析可见变形红细胞、红细胞管型，尿蛋白多 >1～3g/d，尿钠多 <20mmol/L，间质性肾炎时，尿沉渣可见白细胞，嗜酸性粒细胞及管型，尿蛋白可呈阳性，尿钠多 >30mmol/L。

③ 肾活检：可以显示肾小球肾炎、急性间质性肾炎或肾小球毛细血管血栓（溶血性尿毒症综合征）分别所特有的变化。对于急进性肾小球肾炎，光镜下以广泛（50％以上）的肾小球囊腔内有大新月体形成（占肾小球囊腔 50％以上）为主要特征。急性间质性肾炎光镜下可见肾间质水肿，弥漫性淋巴细胞和单核细胞浸润，散在嗜酸性粒细胞浸润，偶见肉芽肿，而肾小球及肾血管正常。

（3）X 线表现　造影剂检查应尽量避免，因其造成肾损伤。基于上述原因，超声检查最适合排除梗阻问题。

2. 治疗

总的来说，治疗目的在于控制感染，清除体内抗原、毒性物质和药物，抑制自身免疫，清除自身免疫性抗体，降低效应器与炎症的应答。对于急进性肾小球肾炎，需要针对急性免疫介导性炎症病变进行强化治疗。强化治疗包含药物（甲泼尼龙、环磷酰胺）或短时间应用血浆置换。对于急性肾衰竭达透析指征者，需要支持性透析治疗。

（二）非特异性肾实质疾病

导致急性肾衰竭的非特异性肾性疾病包括急性肾小管坏死和急性肾皮质坏死。急性肾小管坏死是临床上最常见的肾实质性急性肾衰竭，ATN 的病因多种多样，在下一部分详细讲述。急性肾皮质坏死主要与肾的血管内凝血有关，而且预后较前者更差。

五、急性肾小管坏死

绝大多数需要住院治疗的急性肾衰竭是由急性肾小管坏死（ATN）所致。发生 ATN 的易感人群包括既往基础肾病、高血压、糖尿病、心血管疾病、高龄等。ATN 的病因多种多样，可发生于感染、应用某些药物、接触某些毒物等因素后。但总的来说，ATN 的病因可分为两大类，一是各种因素导致的肾血流灌注不足和缺血；二是各种类型的肾毒素直接或间接导致肾小管上皮中毒性损伤而发生急性肾小管坏死。

（一）临床表现

由于病因不同，急性肾小管坏死患者的临床特征不同。脱水和休克可同时出现，但尿量以及急性肾衰竭在静脉补液后无改善，这与肾前性肾衰竭不同。不同于慢性肾衰竭的是精神改变及胃肠道症状等，尿毒症表现在急性肾衰竭中并不常见。

ATN的临床表现及肾功能减退程度与其肾低灌注的程度和持续时间有关，其临床预后存在很大差异。目前倾向于将ATN的临床过程对应于其病理生理过程而分为3期，即起始期、持续期和恢复期。

（1）起始期　又称为功能性肾衰竭或者肾前性氮质血症。由于肾低灌注、肾小球滤过率下降致原尿减少、速度减慢，尿素氮、水和钠的重吸收相对增加，从而引起血尿素氮升高，尿量减少和尿比重增加。血肌酐水平轻微升高。此期患者无明显临床症状或者仅表现轻微的有效循环血容量不足。

（2）持续期　一般持续1～2周或更长时间，肾中毒者所致急性肾小管坏死持续时间较短，缺血性因素所致者则持续时间较长。此期首先表现为尿量改变及氮质血症，血肌酐升高，肾小球滤过率下降，逐渐出现水、电解质和酸碱平衡紊乱及各种并发症，出现消化道症状、贫血、高血压、心力衰竭和心律失常，神经系统症状如意识淡漠、嗜睡等。其中水过多、高钾血症和代谢性酸中毒，如果处理不及时可能带来致命性后果。

（3）恢复期　此期患者尿量开始进行性增多。一般少尿或无尿患者尿量超过500mL/d时，即进入临床上的恢复期。部分患者尿量＞2500mL/d，并可持续数周或更长时间。恢复期患者尿毒症症状逐渐改善，但仍可出现水、电解质紊乱及各种并发症，少数患者仍有体质虚弱、乏力等表现。

（二）诊断

急性肾小管坏死的诊断依据需要在确诊ARF的基础上进行，并排除肾小球、肾间质和肾血管疾病所致的肾实质性急性肾衰竭。一般可找到引起急性肾小管坏死的病因，比如肾缺血或者中毒。静脉滴注甘露醇或生理盐水并不能增加尿量，有时应用呋塞米或小剂量多巴胺［1～5μg/（kg·min）］可使少尿转为多尿（少尿型肾衰竭转为多尿型肾衰竭）。尿液检查时尿比重常偏低或固定于1.005～1.015，可见肾小管细胞以及颗粒管型，尿渗透压也降低［＜450m0sm/（kg·H$_2$O）］，尿/血浆渗透压比值＜1.1。如果尿潜血阳性必须考虑到血红蛋白尿或肌红蛋白尿的可能。超声检查双肾增大或者大小正常。中心静脉压常常正常至轻度升高。

（三）治疗

急性肾小管坏死的治疗主要强调维持机体的水、电解质和酸碱平衡，保证重要脏器，如肾的血液灌注，防治并发症，促进肾功能恢复。

1. 支持治疗

（1）针对原发病因，去除加重 ARF 的可逆因素　积极处理创伤、出血、心血管疾病等病因；控制感染；纠正血容量不足、不恰当用药等导致肾灌注减少的因素。

（2）维持水、电解质和酸碱平衡　如果静脉补液或滴注甘露醇并无效果，则应立即减少液体入量。补液遵循量出为入的原则。每日液体入量＝前一日的显性失水量＋不显性失水量-内生水量。必须密切监测血钾以及早发现高血钾。发生高钾血症时可予以如下措施。①静滴 5% 碳酸氢钠 200～250mL，促进钾离子向细胞内转移。②10% 葡萄糖酸钙 10～20mL 缓慢静脉注射（＞5min）。③50% 葡萄糖溶液 50mL 加普通胰岛素 6U 缓慢静脉注射。④口服离子交换树脂（15～30g/次， 3 次/d）。

（3）血液透析或腹膜透析　及时应用可预防或纠正尿毒症，高钾血症或液体超负荷等。血液透析可间断或持续进行（连续性动静脉血液滤过或连续性静脉血液滤过技术）。一般可用经皮中心静脉插管建立血管通路。在重症监护病房持续透析治疗更适用于血流动力学不稳定的患者。

2. 营养治疗

急性肾衰竭时应补充足够营养保证能量需要（30～35kcal/kg），促进受损细胞的修复和再生。可静脉补充葡萄糖、脂肪乳、必需氨基酸、维生素等，从而纠正和降低伴有急性肾小管坏死的机体分解代谢的严重性。

六、肾后性肾衰竭

尿路梗阻可以导致急性肾衰竭，但一般只有在双肾都出现梗阻的情况下才可引起 ARF。由于老年男性患者前列腺疾病及肿瘤疾病的高发，肾后性急性肾衰竭在该类人群中较多见。患者可有血尿、腰痛、腹痛和尿毒症的症状。患者可能有既往腹部、盆腔手术史，肿瘤病史和局部放疗病史等。下腹部手术后的急性肾衰竭应考虑尿道与输尿管梗阻的可能性。双侧输尿管梗阻的原因有腹膜或腹膜后肿瘤侵犯，伴有肿块或结节；腹膜后纤维化；结石；术后或创伤后的尿路梗阻。对于孤立肾、输尿管结石可产生整个尿路梗阻而引起急性肾衰竭。

（一）临床表现

肾区疼痛和紧张感经常出现。如果手术导致输尿管损伤，可发生尿液自伤口渗出。由于液体超负荷，水肿也可出现。腹胀及呕吐可由肠梗阻引起。

（二）辅助检查

1. 实验室检查

尿液检查无重要意义。如果插管后出现大量尿液，则可以诊断并治疗下尿路梗阻。

2. 放射性核素、超声检查放射性核素检查

可显示尿液渗漏现象。对于梗阻患者，可见同位素在肾盂的蓄积。超声检查常可发现肾盂积水的上部集合系统扩张现象。

3. 器械检查膀胱镜与逆行肾盂造影

可显示输尿管梗阻。

（三）治疗

治疗原则为尽快解除梗阻。

第五节　肾脏肿瘤

一、肾癌

肾癌是最常见的肾脏实质恶性肿瘤，40～60 岁多见，发病率男高于女，常为单侧病灶。组织病理极为多样，透明细胞、颗粒细胞、梭形细胞三者可单独或复合存在。肾癌除局部侵袭性生长外，常能侵入静脉，如肾静脉、下腔静脉。最常见的转移部位是肺。临床表现多变，血尿、疼痛和肿块是常见症状，一般就诊者可表现其中 1～2 个症状。

（一）病因

病因不明，可能与化学工业致癌物质及病毒感染有关。个别患者来自先天性异常肾脏，如多囊肾、马蹄肾，也有报告来自由于长期血液透析引起的获得性囊性病肾脏。

（二）病理

绝大多数肾癌发生于一侧肾脏，常为单个肿瘤，10%～20% 为多发，双侧先后或同时发病。遗传性肾癌则常表现为双侧、多发性肿瘤。肿瘤多位于肾脏上下两极，瘤体大小差异较大，直径平均 7cm，常有假包膜与周围肾组织相隔，瘤体多数为类圆形的实性肿瘤，外有假包膜，切面黄色为主，可有出血、坏死和钙化，少数呈囊状结构。肾癌的组织病理多种多样，透明细胞是其主要构成部分，占肾癌 60%～85%，主要由肾小管上皮细胞发生。肿瘤细胞常为多边形，胞浆内含大量胆固醇，在切片染色过程中胆固醇被溶解，故细胞浆在镜下呈透明状。除透明细胞

外，还可见有颗粒细胞和梭形细胞。约半数肾癌同时有两种细胞。以梭形细胞为主的肾肿瘤恶性度大，较少见。其他病理类型有嗜色细胞癌或称乳头状肾细胞癌、嫌色细胞癌、肾集合管癌和未分类肾细胞癌。肾癌局限在包膜内时恶性度较小，当肿瘤逐渐增大穿透假包膜后，除侵及肾周筋膜和邻近器官组织，向内侵及肾盂肾盏引起血尿外，还可直接扩展至肾静脉、下腔静脉形成癌栓，经血液和淋巴转移至肺、肝、骨、脑等。淋巴转移最先到肾蒂淋巴结。

（三）临床分期

T：原发肿瘤。

T_x：不能估价原发肿瘤。

T_0：未发现原发肿瘤。

T_1：肿瘤局限于肾，最大直径未超过 2.5cm。

T_2：肿瘤局限于肾，最大直径超过 2.5cm。

T_3：肿瘤侵犯主要静脉，或侵犯肾上腺或肾周围组织，但未超过肾周筋膜。

T_{3a}：肿瘤侵犯肾上腺或肾周围组织未超过肾周筋膜。

T_{3b}：肿瘤侵犯肾上腺或下腔静脉。

T_4：肿瘤穿过肾周筋膜。

N：局部淋巴结。

N_x：不能估价局部淋巴结。

N_0：无局部淋巴结转移。

N_1：单个淋巴结转移，最大直径不超过 2cm。

N_2：单个淋巴结转移，最大直径在 $2\sim5$cm 之间，或多个淋巴结转移，直径均未超过 5cm。

N_3：淋巴结转移，直径超过 5cm。

M：远处转移。

M_x：不能估价远处转移。

M_0：无远处转移。

M_1：有远处转移。

Ⅰ期：$T_1 N_0 M_0$

Ⅱ期：$T_2 N_0 M_0$。

Ⅲ期：$T_1 N_1 M_0$，$T_2 N_1 M_0$，$T_{3a} N_0$，$N_1 M_0$，$T_{3a} N_0$，$N_1 M_0$。

Ⅳ期：T_4 任何 NM_0；任何 TN_2，$N_3 M_0$；任何 T，任何 NM_1。

（四）临床表现

1. 血尿、疼痛和肿块

间歇性全程无痛肉眼血尿为常见症状，有时有输尿管管型条状血块，表明肿瘤已侵入肾盂或肾盏黏膜。疼痛常为腰部钝痛或隐痛，多由于肿瘤生长牵张肾包膜或侵犯腰肌、邻近脏器所致，血块通过输尿管时可发生肾绞痛。肿瘤较大或瘦长体型，在腹部肋弓下或腰部易被触及。多数患者仅出现上述症状的一项或两项，三项都出现者仅占 10% 左右，出现上述症状中任何一项都是病变发展到较晚期的临床表现。

2. 精索静脉曲张

这是由于肿瘤压迫精索内静脉或肾静脉被癌细胞栓塞所致，这种精索静脉曲张的特点是平卧时仍不消失。

3. 肾外表现

血尿、疼痛、肿块这三大典型症状，也只是在 50%～80% 的病例见到，肾癌肾外表现率较高，症状多样，如发热、恶心、呕吐、血压上升、衰弱、贫血、红细胞增多、高血钙、神经系统或骨转移症状、精索静脉曲张、血沉快、肝功能异常等。易致延误诊断，日益受到关注。

(1) 发热　见于 18%～25% 的患者，其中约 2% 病例以发热作为最突出或唯一的症状出现，可表现持续性低热或弛张热。发热的原因可能与内出血，肿瘤组织大量坏死，毒素吸收或肿瘤转移有关。另外，癌肿造成泌尿系统梗阻或继发感染，同样可引起发热。近年已分离出内生致热原，肾癌切除后，体温能恢复正常，如未恢复，说明肿瘤未切净或已有转移，恢复正常一段时间后又出现发热者，说明肿瘤复发或转移。

(2) 胃肠道症状　多表现恶心、呕吐、食欲减退，易误诊为消化系统病。随着病情的发展，消化道症状日渐严重，肾癌切除后症状消失。

(3) 消瘦　作为唯一症状出现占肾癌 30%～45%。

(4) 肝功能紊乱　占 10%～15%，表现为碱性磷酸酶升高、凝血酶原降低、磺溴酞试验异常、间接胆红素和 α_2 巨球蛋白升高，肝活检通常显示非特异性肝炎。肝功能虽异常，但无肝转移，肝脾肿大，肿瘤切除后肝功能改善，肝脏缩小。所以除有肝转移外，肝功能异常不作为手术禁忌证。如术后肝功能不好转或好转后又异常，则表示肾癌残留转移或复发，预后不良。

(5) 高血压　一般不很严重，约占 25%。由于肿瘤产生肾素或压迫肾动脉引起狭窄，以及瘤内形成广泛的动静脉瘘，导致心排血量增加。肾癌切除后，血压可恢复正常。

(6) 红细胞增多或贫血　文献报告 63% 的肾癌病例血红蛋白有升高，仅 1.8%～6.0% 出现红细胞增多。患肾切除后，红细胞和血红蛋白可正常。有学者认为肿瘤内动静脉短路影响血的氧合作用，亦有学者认为肿瘤内存在红细胞生成素，刺激红细胞生成。此外，约 30% 患者为正红细胞性贫血，可能因肿瘤抑制骨髓引起，亦可因血尿失血所致。

(7) 高钙血症　占 3%～15%，部分因溶骨性转移所致，亦可并无骨转移，伴有低血磷，有报道肾癌产生异位的甲状旁腺激素或类似物质。肾癌切除后血钙可恢复正常。

（8）皮质醇增多症　由肾癌产生类促肾上腺皮质素所致，可有钠潴留、水肿、高血压、低血钾、碱中毒或低血钾同时有皮质醇增多症表现。

（9）多发性神经炎　可表现肌营养障碍、神经肌肉功能紊乱，这些改变与体内抗原抗体反应有关。

（10）转移症状　肾癌患者上述症状不一定同时出现。许多患者的最初症状就是转移症状，如肺转移可有咳嗽、咯血；骨转移可有病理性骨折；脑转移可引起肌无力、视野改变、瘫痪；脊柱转移所致的腰痛、截瘫；肿瘤或巨大转移灶内的动静脉瘘引起的高输出量心力衰竭；下腔静脉栓塞引起下肢、外阴部水肿，腹壁静脉怒张与腹水；肿瘤形成静脉癌性血栓或压迫肾蒂可出现精索静脉曲张，平卧后不消失等。

（五）实验室及其他检查

1. 尿常规

可见肉眼血尿及镜下血尿。"尿三杯"呈全程血尿。

2. 尿细胞学检查

尿脱落细胞学检查对肾癌早期诊断有一定价值，但要求判断正确，对假阳性应认真分析。

3. 血钙

可增高，可能由于癌细胞产生甲状旁腺激素或多肽类物质，也可能是产生活化维生素D的物质而影响钙磷代谢所致。当肾癌切除，血钙可恢复正常。

4. 肿瘤标记物

已广泛用于普查、筛选、早期诊断、辅助分期、估计预后、随访观察。目前文献报道的有血清标记物，如神经元特异性烯醇化酶、甲胎蛋白（AFP）、β_2微球蛋白（$\beta_2 M$）、纤维蛋白（原）降解产物（FDP）、血沉及产生肾外表现的各种内分泌激素及激素类似物。尿中标记物，如多胺；组织学标记物，如类固醇受体和DNA含量。

5. B超检查

由于超声检查方法简便，无创伤性，可反复进行，因而在肾脏肿瘤的诊断以及普查中被广泛应用。由于肿瘤因组织结构不同，超声图像比较复杂，表现为多种声像图，大体可分为4种类型：①低回声型，肿瘤内部回声与皮质回声相等，边界不清晰。②高回声型，肿瘤内部为较强的光点。③强回声型，肿瘤内部回声呈密集光点。边界清晰，无声影，这类回声仅见于血管平滑肌脂肪瘤（又称错构瘤）。④不均匀回声型，肿瘤内部回声为不均匀分布的光点，是因肿瘤内部不均质或有坏死、出血、钙化或囊性变所致。肾癌具有多种超声图像，根据肿瘤大小，有很大的差异。瘤体较大的、无坏死的肿瘤回声较正常肾组织有明显的增高，内部有强烈的高回声波，而直径<1.5cm的肿瘤回声较低。

6. X线检查

X线检查是诊断肾肿瘤非常重要的方法，随着现代化诊断设备的应用和诊断水平的提高，X线检查已不是唯一的诊断手段，但仍是常规的诊断方法。

(1) 尿路平片　在平片上可见肾影增大或不规则，腰大肌影模糊，少数肾恶性肿瘤有钙化。静脉肾盂造影和逆行肾盂造影是诊断肾肿瘤最基本的方法。肾肿瘤在肾盂造影片上常显示肾盂和肾盏受压、变形、拉长和扭曲，使肾盂之间距离扩大，呈新月形或蜘蛛足样等改变。有时肾盂和肾盏充盈不全，一个或一组肾盂阙如，当肿瘤完全阻塞肾盂时，患肾功能丧失，在肾盂造影片上不显影，此时可做逆行肾盂造影。如肿瘤较小或位于肾脏边缘时，应进行不同体位（斜位、侧位）摄片。少数肾癌突向肾盂时，X线片上酷似肾盂肿瘤，应注意鉴别。

(2) 动脉造影　应用Seldinger导管，经股动脉穿刺，先行腹主动脉肾动脉造影，确定肾动脉的位置，并将导管插入肾动脉，做选择性肾动脉造影。对肾癌的早期诊断，特别是对CT检查不典型的肿瘤，可明确病变性质和部位。数字减影血管造影（DSA）可以消除其他组织的重叠影，使血管系统清楚的显影，提高诊断的准确率。肾动脉造影同时可根据需要进行肾动脉栓塞术。

(3) 下腔静脉造影　5%～15%肾癌发生静脉瘤栓，造影可了解下腔静脉内、肾静脉内有无瘤栓，下腔静脉有无受到肿瘤压迫和浸润等改变。

7. CT检查

能清楚地显示直径1cm以上的肾实质肿块，对肾脏的占位性病变，即囊性和实性占位的鉴别有重要价值，准确率达93%。肾癌的CT图像特点：①肿瘤边缘不规则，呈圆形或分叶状。②平扫时肿瘤的密度随肿瘤细胞成分不同而表现为不同的密度，透明细胞癌密度低于正常肾组织，而颗粒细胞癌密度高于正常。③增强扫描时，肿瘤密度不同程度的增强，由于增强后肾肿瘤与组织之间的密度差加大，可以更清楚地显示肿瘤的大小与分界线。④肿瘤内常有出血、液化和坏死区，使肿瘤密度不均。少数肿瘤内见密度增强的钙化灶，位于肿瘤内或其边缘。⑤CT能精确测量肾细胞癌病变的范围和大小，还可了解肾周有无浸润、淋巴结转移，从而为肾癌分期提供依据。⑥囊性肾癌，与肾囊肿的图像酷似，易误诊。但囊肿壁厚，囊液CT值较肾囊肿内的囊液高，应注意鉴别。

8. MRI检查

MRI检查的优点在于一次扫描可获得肾脏横断面、冠状面、矢状面的图像，没有CT存在的伪影，不需注射造影剂。MRI可十分清楚地显示肾实质肿块，肾囊肿表现为均一的低密度团块，边界光滑，与肾实质分界清楚。肾癌密度高低不等，信号强度不均匀，肿块边界不规则。肾细胞癌的T_1比正常肾实质的长，T_2相同或稍长。MRI显示肿瘤侵犯的范围优于CT，可用于肾肿瘤的术前分级和术后随访。

9. 膀胱镜检查

可明确血尿来源及膀胱内的情况，观察输尿管口有无喷出血尿，有此征象时肾癌的诊断颇有意义。

10. 同位素肾扫描

用^{203}Hg、^{99m}Tc 均能显示缺损阴影。

11. 肾穿刺活检

可明确肾肿瘤的性质，但有创伤且可造成癌肿播散，故应慎用。

（六）诊断和鉴别诊断

1. 诊断

根据病史、症状、体征以及影像学检查可确诊。

2. 鉴别诊断

多数肾占位是因为血尿、疼痛或其他原因就诊时被发现。因此需要与其他非肾癌性占位鉴别诊断。

（1）肾囊肿　是最常见的需要鉴别的肾占位病变，如果行 B 超检查已确立是肾囊肿且患者无症状，不需要进一步检查。如果发现存在钙化、囊肿出血或诊断不明确，应该行 CT 检查，必要时行 B 超引导下穿刺活检。有时通过 CT 检查鉴别肾占位的良性和恶性是困难的，当发现肾集合系统充盈缺损、病灶有钙化、病灶和肾脏分界不清、肾周脂肪和邻近组织受侵犯、肾蒂周围淋巴结肿大和远处出现转移灶的都提示恶性肿瘤。

（2）肾血管平滑肌脂肪瘤　典型脂肪成分在 CT 中显示，负值可确立肾血管平滑肌脂肪瘤的诊断，但含脂肪成分较少、瘤体较小或瘤内出血掩盖脂肪成分的肾血管平滑肌脂肪瘤易被误诊为肾癌，而含脂肪成分较多的肾癌易被误诊为血管平滑肌脂肪瘤，可行 CT 薄层扫描，必要时做针吸细胞学检查。

（3）肾脓肿　怀疑肾脓肿可结合感染症状体征、脓尿、血象高、细菌培养及脓肿穿刺检查等以诊断。

（4）肾淋巴瘤　肾淋巴瘤在影像学上缺乏特点，多呈多发结节状或弥漫性浸润肾脏，肾脏外形增大，腹膜后淋巴结多已受累。

（5）肾脏黄色肉芽肿　肾脏黄色肉芽肿是一种少见的严重慢性肾实质感染的特殊类型，形态学上为局限性实质性结节状病变或弥漫性，肾脏增大，内部结构紊乱，患者具有感染症状、肾区有痛性包块和尿中有白细胞可资鉴别。

（6）肾盂癌　肾上腺占位、肾脏转移瘤等应该结合病史、体征、实验室检查和 CT 等影像学检查综合鉴别诊断。

（七）治疗

一旦确诊，若全身情况允许，应尽量争取手术治疗，切除原发肿瘤。

1. 手术治疗

肾癌对放疗和化疗不敏感。至目前为止，尚不能肯定化疗对肾癌有治疗作用，放射治疗仅能减轻骨转移所致疼痛，手术切除一直是肾癌最主要的治疗方式。

（1）根治性肾切除手术　是目前唯一得到公认可能治愈肾癌的方法。经典的根治性肾切除范围包括：肾周筋膜、肾周脂肪、患肾、同侧肾上腺、肾门淋巴结及髂血管分叉以上输尿管。肿瘤已累及肾上腺时，需切除同侧肾上腺组织。肾静脉或下腔静脉内癌栓应同时取出。肿瘤体积较大，术前做肾动脉栓塞治疗，可减少术中出血。根治性肾切除术可经开放性手术或腹腔镜手术进行。开放性手术可选择经腹或经腰部入路，没有证据表明哪种手术入路更具优势。根治性肾切除术的病死率约为2%，局部复发率1%～2%。

（2）保留肾单位手术（NSS）　位于肾上、下极直径小于3cm的肾癌，对侧肾功能正常的患者；解剖性或功能性的孤立肾，根治性肾切除术将会导致肾功能不全或尿毒症的患者可考虑做保留肾单位的肾部分切除术。推荐按各种适应证选择实施NSS，其疗效同根治性肾切除术。NSS肾实质切除范围应距肿瘤边缘0.5～1.0cm，不推荐选择肿瘤剜除术治疗散发性肾癌。对肉眼观察切缘有完整正常肾组织包绕的病例，术中不必常规进行切缘组织冰冻病理检查。NSS可经开放性手术或腹腔镜手术进行。保留肾单位手术后局部复发率0～10%，而肿瘤≤4cm手术后局部复发率0～3%。需向患者说明术后潜在复发的危险。NSS的病死率为1%～2%。

（3）腹腔镜手术　手术方式包括腹腔镜根治性肾切除术和腹腔镜肾部分切除术。手术途径分为经腹腔、腹膜后及手助腹腔镜。切除范围及标准同开放性手术。腹腔镜手术适用于肿瘤局限于肾包膜内，无周围组织侵犯以及无淋巴转移及静脉瘤栓的局限性肾癌患者，其疗效与开放手术相当。但对≥T$_3$期的肾癌、曾有患肾处手术史以及其他非手术适应证的患者应视为腹腔镜手术的禁忌证。腹腔镜手术也有一定的病死率。

（4）肾动脉栓塞术　在治疗肾肿瘤中的作用在于：①用于根治术前，使肿瘤缩小、减少术中出血，以有利于肿瘤的切除；②减少肾血流量使肾脏缺血水肿，有利于肾蒂的处理和肾脏的分离，减少手术切除时的出血量；③姑息性治疗，减轻症状，适用于晚期肾癌无法施行肾癌根治术者。另外，肿瘤组织坏死可刺激机体的免疫反应。但已有癌栓且达腔静脉者禁忌使用。

2. 放射治疗

术前术后或不能切除的肾癌可进行放射治疗，以起到减轻痛苦、延长生存期的作用。

3. 化学药物治疗

化学治疗肾癌的效果目前普遍认为不理想，应用与否，视个体差异而个别对待。

4. 内分泌治疗

实验观察到黄体酮和睾酮有抑制肿瘤生长的作用，促进了激素在肾癌治疗中的应用。目前临床常用醋酸甲羟孕酮（安宫黄体酮）100mg/次，口服，每日 3 次；或 400~1000mg/次，肌内注射，每周 1 次。丙酸睾酮 100mg/次，肌内注射，每周 2 次。

5. 生物治疗

有学者用干扰素治疗肾癌 747 例，完全缓解 16 例，部分缓解 107 例，总有效率 16.5%。此外，卡介苗、肿瘤坏死因子以及前列腺素合成酶抑制药等具有调节机体抗肿瘤生物反应作用，对肾癌有一定的疗效。

二、肾盂癌

肾盂最常见的肿瘤是由肾盂、肾盏黏膜发生的移行细胞癌，鳞状上皮癌和腺癌少见。发病年龄与肾癌基本相同，男性多于女性，左右肾患病率相等，双侧发生肾盂肿瘤者极为罕见。肾盂、输尿管和膀胱的上皮均属移行上皮，所发生的肿瘤形态和性质相似，但肾盂肿瘤恶性程度偏高，有 30%~50% 的病例肾盂、输尿管和膀胱内同时有乳头状癌。

（一）病因

长期接触染料、皮革等化工染料可增加发病的危险性，也可与慢性炎症、结石病、地方性肾炎、解热镇痛药的长期应用（特别是非那西丁类制剂）等因素有关。

（二）病理

正常肾盏和肾盂黏膜由移性上皮构成，具有 2~3 层细胞，其基底膜下是平滑肌。最常见的肾盂肿瘤是移行细胞癌，鳞状上皮癌和腺癌不常见。移行细胞癌多数呈乳头状肿瘤（80%），少数为实性结节性肿瘤（20%），多起源于肾外肾盂，病变为肾盂输尿管连接部以上，而起源于肾内肾盂或肾盏内者占少数。移行细胞癌分 4 级：第 I 级，乳头状伴正常黏膜；第 II 级，乳头状伴有少量多形性变和核分裂；第 III 级，扁平移行细胞伴有显著多形性变和核分裂；第 IV 级，极度的多形性变。有时可同时或先后发生输尿管、膀胱或对侧肾盂的移行细胞癌，可能和尿内存在致癌物质，多中心性的先后发生肿瘤有关，但也有种植性转移的可能。因为肾盂壁较薄而容易发生局部浸润、静脉和淋巴受侵、淋巴和血行转移。

鳞状细胞癌大约占单发性恶性肾盂肿瘤的 17%，病变扁平质硬，易浸润至肾脏周围组织和肾脏，确诊时常常已经出现远处转移，预后差。腺癌少见，多呈乳头状或实性，以柱状细胞腺癌为特征。可能起源于囊性肾盂炎、腺性肾盂炎或上皮化生。早期发生远处转移。

（三）临床分期

常用的是 Rubenstein 分期：

Ⅰ期：肿瘤局限于肾盂内。

Ⅱ期：肿瘤侵至肾盂肌层或肾实质，但尚未突破肾被膜。

Ⅲ期：肿瘤侵至肾周脂肪。

Ⅳ期：已有区域淋巴结转移或远处转移。

（四）临床表现

平均发病年龄 55 岁，大多数在 40～70 岁。男：女约为 2：1。早期表现为间歇性无痛肉眼血尿，常无肿物或疼痛，偶因血块堵塞输尿管出现肾绞痛。体征不明显。

（五）实验室及其他检查

（1）尿液细胞学检查　肾盂癌尿液瘤细胞阳性率可达 75％，经膀胱镜输尿管插管或经输尿管肾盂镜取肾盂尿做细胞学检查，可增加阳性率，同时可以定位。

（2）尿路造影　能较好显示肿物大小及部位，唯一缺点是造影片上见到充盈缺损征易与阴性结石相混。

（3）B 超检查　为无损伤检查，可反复进行，作为筛选、诊断及随访的常规方法。此外，B 超除可探及肿物外，还可作肿瘤和结石的鉴别，结石表现为强回声伴有声影，而肿瘤则无声影。

（4）CT 检查　一般不作为预诊方法，对肾盂癌检查的主要价值是可确定尿路造影及 B 超的诊断，同时观察肿瘤浸润、淋巴结受累等，有助于肾盂癌术前分期。

（5）膀胱镜检查　可观察血尿情况，并可取肾盂尿做细胞学及细菌培养检查。有学者提出输尿管注水检查法，如有血流出，对诊断有帮助，但无血尿者不能否定肾盂癌。

（6）肿瘤标记物检查　检出尿纤维蛋白/纤维蛋白原降解产物（FDPs）并做定量，有助于移行细胞癌的诊断。检查方法有血细胞凝集抑制试验和单克隆抗体免疫测定。

（六）诊断和鉴别诊断

（1）诊断　肾盂癌的诊断方法和步骤与诊断肾癌相同，根据病史、血尿情况及体检，结合特殊检查，有助于明确诊断。

（2）鉴别诊断　肾盂癌需与肾盂输尿管息肉、结核、结石等相鉴别。一般多赖于肾盂造影检查，而且在 X 线片上，肾盂癌还须与肾盂血块和 X 线不显影的结石进一步鉴别。血块常可于数日内吸收或排出，因此于一至两周后重复检查即可见到充盈缺损变形，甚至已消失。X 线不显影的结石与肿瘤不易区别，但常可有结石发作史。

（七）治疗

（1）手术治疗　手术切除范围应包括肾、全长输尿管及输尿管口周围膀胱壁切除，以防复发。

（2）放射治疗　可作为手术前后的辅助治疗或减轻症状的治疗，对出现转移和手术禁忌者，可行姑息性放疗。

（3）化学治疗　化疗方案及用药与膀胱癌相同。由于肾盂、输尿管肿瘤有多器官发病倾向，术后患者必须紧密随访，随访应包括尿脱落细胞学检查及尿路造影。

（八）预防

普及防癌知识，积极治疗肾盂的慢性炎症、肾结石病。避免工业毒害的接触，避免解热镇痛药的长期应用。对老年人定期 B 超查肾，对血尿患者及时做 B 超和尿液细胞学检查，对可疑病例进一步做尿路造影及 CT 检查，争取早期诊断、早期治疗。

三、肾母细胞瘤

肾母细胞瘤是小儿泌尿系统最常见的恶性肿瘤，又称为 Wilms 瘤，常用的名称尚有肾胚胎瘤。占小儿恶性实体瘤的 8％，发病高峰年龄在 6 个月至 3 岁之间，75％的病例见于 5 岁内，90％见于 7 岁内，罕见于成人和新生儿，发病数在男女间和左右侧间无显著差别，3％~5％为双侧病变。

（一）病因和病理

肾母细胞瘤的发病是由于肿瘤抑制基因的失活或缺失所致。它有两种发病形式，一种是遗传性的（占 20％），另一种为非遗传散发性的。遗传性的肾母细胞瘤发病年龄较早，且往往表现为双侧肾脏发生多个肿瘤。肾母细胞瘤也常伴发其他一些先天性畸形，如单侧肢体肥大、虹膜缺如、无睾症、错构瘤、尿道下裂、智力障碍等。

肾母细胞瘤可发生于肾组织的任何部位，多呈圆形或卵圆形或大结节状，为具有包膜的粉红色或灰白色实质性肿瘤。质地嫩而脆，可见囊性变，有时可见少量骨或软骨状结构，部分肿瘤有出血坏死。肿瘤增大迅速挤压肾组织，使肾盂变形。组织学所见：肾胚细胞来源于间叶组织，主要为胚胎性腺样组织及胚胎性结缔组织构成，有些上皮细胞可形成实质性索条，有些可排列成类似原始肾小球、肾小管，间质组织占肿瘤绝大部分，瘤组织内可见各种组织成分，如脂肪、平滑肌、横纹肌、骨或软骨等。瘤的转移多为血行性，多累及肺，亦可见于肝、对侧肾等。也可见到局部淋巴结转移。局部浸润多是很快突破包膜侵及横膈、肾上腺及结肠。

（二）临床分期

美国肾母细胞瘤研究组的临床分期如下。

Ⅰ期：可完整切除的局限于肾内的肿瘤，术前或术中无瘤组织外溢，切除边缘无肿瘤残存。

Ⅱ期：肿瘤扩散到肾周脂肪，肾外血管内有瘤栓或被肿瘤浸润，手术后无明显肿瘤残留。

Ⅲ期：腹部有非血源性肿瘤残存，肿瘤侵犯肾门或主动脉旁淋巴结，腹腔内有广泛肿瘤污染，腹膜有肿瘤种植，肿瘤不能完全切除或切除边缘有肿瘤残存。

Ⅳ期：肿瘤经血行广泛扩散。

Ⅴ期：双侧肾母细胞瘤病例。

（三）临床表现

腹部肿物是最常见的症状。肿物位于上腹季肋部一侧。约半数直径为6～10cm，1/3的病例肿物更大。肿物表面光滑，中等硬度，无压痛，早期稍有活动性，迅速增大后，少数病例可超越中线。1/3患儿可有镜下血尿，肉眼血尿见于10%～15%患儿。30%～60%的病例有高血压。因巨大肿瘤压迫，患儿可有气促、食欲减退、消瘦、烦躁不安等表现。有转移瘤者可有贫血和恶病质。

（四）诊断与鉴别诊断

1. 诊断

根据病史及症状体征，特别是侧腹部肿块的扪及，结合下列检查，诊断多无困难。

（1）实验室检查　贫血、白细胞正常或升高，蛋白尿及血尿。

（2）X 线检查　腹部平片及肾盂造影可见肾脏外形增大，肾盂变形，肾盏延长，屈曲扭转或梗阻，偶或有钙化点。

（3）超声检查　可与肾囊肿鉴别。

（4）CT 扫描　对肿瘤的分期和鉴别诊断很有帮助。

2. 鉴别诊断

应和神经母细胞瘤、腹膜后畸胎瘤、多囊肾、肾盂积水等鉴别。

（1）神经母细胞瘤　发生在腹膜后间隙的交感神经组织和肾上腺髓质。恶性程度高，常早期转移，多数尿中 VMA、HVA 明显增高。

（2）腹膜后畸胎瘤　多位于脊柱旁，可为实性或部分囊性。与肾脏无关联。多见于青年和成人。

（3）多囊肾　两侧肾同时受累，并常伴有多囊肝，肾盂分泌造影可以鉴别。

（4）肾盂积水　体积较大，呈囊性有波动感，合并感染时可有肾区疼痛、发热等。B 超可区别。

（5）腹膜后淋巴瘤　常伴有周围淋巴结肿大，纵隔增宽等。

（五）治疗

1. 手术治疗

手术途径以经腹腔为宜，用上腹横切口，应探测肾及肝脏。如有肾门或主动脉旁淋巴结肿大，应做活检。如肾静脉或腔静脉内有瘤栓，需取出瘤栓。手术过程应轻柔以免切取肿瘤时溃破，双侧肾母细胞瘤可做严重侧肾切除＋对侧肿瘤切除或双侧肾部分切除。

2. 化学治疗

首选药物是长春新碱（VCR）及放线菌素 D（ACTD），前者抑制瘤细胞的有丝分裂，后者能与脱氧核糖核酸（DNA）结合形成复合物，特异地阻断了信息核糖核酸（RNA）的合成，引起细胞损伤及死亡。

3. 放射治疗

Ⅰ 期肿瘤不做放疗，术后放疗不应晚于术后 10 日。巨大肿瘤估计手术难于切除者，可做术前放疗及化疗（VCR），2 周后可见肿瘤缩小，然后手术。

4. 其他

在应用放疗、化疗过程中，须注意患儿胃肠道反应及骨髓抑制，应辅以支持疗法，注意保护隔离，避免交叉感染。

近年来，根据患儿的全身状态及肿瘤扩展情况，采用中西医结合疗法，疗效大为提高。

目前常用的方法有手术、放射线、化学药物及中医中药。肾母细胞瘤大多对放射线较敏感。因此，对早、中期患儿的治疗，以手术结合放射治疗、中医中药效果较好。对晚期广泛转移者，多以放射治疗、化学治疗、中医中药等综合治疗为宜。必须强调指出，患儿在完成治疗后须定期做随访检查，以便及时发现肿瘤的复发。许多复发病例若治疗及时，还能被再次治愈，所以早期发现是很重要的。

第五章
膀胱疾病

第一节　膀胱结石

膀胱结石，中医称"石淋症"，是尿石症中较常见的一种，发病有地区性，发病年龄 10 岁以下儿童居多，50 岁以上老年男性常与下尿路梗阻有关。

一、病因

尿石的形成在肾结石中已有叙述。膀胱结石的形成有两个决定性因素，即尿路感染和梗阻。结石发生于男性者远较女性为多，因为男性尿道长、口径细和阻力大，结石易滞留于膀胱内。多数结石来源于肾脏，小的肾结石进入膀胱后，尿盐继续黏附其上，久之增大，更不易排出，引起症状。

二、病理

多为草酸钙或尿酸盐结石。结石不断对膀胱内壁产生机械性刺激而出现慢性炎症，开始毛细血管增多，黏膜充血变红，严重时引起水肿，甚至形成溃疡。当结石阻塞尿道内口时，膀胱内压力增加，膀胱内壁可有炎性肉芽肿形成，膀胱壁增厚，肌肉纤维增生，或有膀胱憩室形成。如梗阻或感染长期存在，可导致肾盂积水、肾盂肾炎及肾功能损害等。

三、临床表现

（一）疼痛

下腹部和耻骨上区多有钝痛剧烈活动时加重，可向阴茎和会阴部放射，疼痛在排尿终末时加重，称终末尿痛，严重者并发终末血尿。

（二）排尿困难

以尿流中断为典型症状，占30％～40％，为结石突然堵塞尿道内口或尿道括约肌发生痉挛所致。改变体位使结石移动后，中断尿流又可恢复通畅。有时尿流变细，甚至呈线状或尿滴沥。长期排尿困难可并发直肠脱垂。幼儿常用手牵拉阴茎或顶抵会阴部，以试图使尿排出，亦为典型症状之一。

（三）膀胱刺激症状

因合并炎症常有尿频、尿急和尿痛症状，白天较夜间明显。

（四）尿潴留

结石嵌顿于尿道内口时，可发生尿潴留。

（五）体检检查

于耻骨上区有深压痛。结石巨大者可于下腹部触及硬块，光滑，可活动。直肠指诊及阴道检查亦可发现硬块，尤以双合诊时发现机会较多。

四、诊断

（1）有典型的临床表现。

（2）尿液检查见有红细胞，合并感染时有大量白细胞及脓细胞。

（3）用金属尿道探杆在膀胱内可有触石感。膀胱镜检查可见到结石，并能发现有无憩室或肿瘤等并发症。

（4）膀胱区X线摄片或透视时能见到不透光阴影，如不显影，可做空气对比造影。

（5）B超检查有助于诊断。

五、治疗

（一）非手术治疗

结石小于1cm、估计能从尿道排出者，可用中药治疗，同时大量饮水以利结石排出。

（二）手术治疗

1. 经膀胱碎石术

通过膀胱镜插入碎石钳将结石夹碎，然后将小碎石块冲出。此法不适用于结石直径大于 3cm，结石较硬不能夹碎，结石位于膀胱憩室内，有膀胱镜检查禁忌及合并肿瘤或前列腺肥大的患者。使用液电波或激光碎石是较新的治疗方法，适用于1～2cm 大小的结石。此外，还有定向膀胱内结石爆破法和套石术等。

2. 耻骨上膀胱切开取石术

本术式是基本方法，适用于直径大于 1cm 的结石、多发结石及有并发症的结石。切开膀胱将结石取出后，应注意检查有无并发症，如憩室、肿瘤等，一并予以处理。术后膀胱内留置导尿管，应用抗生素。

（三）病因治疗

梗阻是结石形成的主要因素之一，如前列腺肥大、尿道狭窄等，均应于适当时机予以治疗，防止结石复发。

第二节 膀胱损伤

一、概述

膀胱是贮存、排泄尿液的肌膜性囊状器官，其大小、形状、位置随储尿量及年龄的变化而变化，其随着贮存尿液的多少而呈膨起或空虚。儿童的膀胱位置较高，几乎全在前腹壁之后，无骨盆保护。在成年男性，膀胱介于耻骨与直肠之间，顶部及后壁的一部分为腹膜所覆盖，其下与前列腺部尿道相通，后面为精囊和输精管壶腹部，膀胱与直肠之间是直肠膀胱陷凹。在膀胱排空时，全部在骨盆内；膀胱充盈时，则顶部上升与前腹壁接触。女性膀胱后方为子宫，两者之间是子宫膀胱陷凹。

空虚的膀胱位于骨盆深处，受到骨盆、筋膜、肌肉及软组织的保护，除骨盆骨折或贯通伤外，一般不易损伤。但当膀胱充盈时，膀胱顶部高出耻骨联合以上，与前腹壁相贴，失去骨盆的保护，由于体积增大，壁薄而紧张，故而在受到外力作用时容易导致膀胱损伤。膀胱在肿瘤、结核、结石、神经源性膀胱等病理情况下其损伤的概率较正常膀胱高，而且易发生自发性膀胱破裂。此外，骨盆手术、下腹部手术、妇科手术及泌尿科膀胱镜操作时，均可造成医源性损伤。膀胱异物如铁钉、铁丝、缝针等尖锐异物也可造成膀胱穿孔。根据膀胱损伤的原因不同，膀胱损伤可分为闭合性损伤（钝挫伤）、开放性损伤（贯通伤）和医源性损伤三类。

（一）闭合性损伤

最常见，约占膀胱损伤的 80%。多发生于膀胱膨胀时，因直接或间接暴力，使膀胱内压骤然升高或强烈震动而破裂，如撞击、踢伤、坠落或交通事故等。其他如骨盆骨折时骨片刺破膀胱，或待产时膀胱被压于胎头或耻骨时间过长，造成膀胱三角区缺血性坏死，形成膀胱阴道瘘。酒醉后膀胱膨胀、壁薄，也易受伤破裂。另外，存在病变的膀胱如肿瘤、结核等不能耐受过度膨胀，发生破裂，则称之为自发性膀胱破裂。

（二）开放性损伤

多见于战时，以弹片和刺伤多见，常合并其他脏器损伤，如直肠、阴道损伤，形成膀胱直肠瘘或膀胱阴道瘘。

（三）医源性损伤

也较常见，膀胱镜检查、尿道扩张、经尿道前列腺切除术（TURP）、经尿道膀胱肿瘤电切术（TURBT）、膀胱碎石术等操作不慎，可损伤膀胱。下腹部手术如疝修补术、输卵管结扎术、剖宫产以及盆腔脏器手术等也易伤及膀胱。由于膀胱位于腹膜间位，故膀胱破裂可根据裂口与腹膜的关系分为腹膜内型、腹膜外型和腹膜内外混合型。当膀胱膨胀时，其破裂部位多位于膀胱顶部及后壁，裂口与腹腔相通，尿液进入腹腔，可引起严重的尿性腹膜炎。而骨盆骨折所致的膀胱破裂，其破口多在膀胱的前侧壁或底部，尿液外渗均在腹膜外膀胱周围组织中。战时的火器伤，其损伤部位与弹道方向有关，腹膜内外破裂可同时存在，且多伴有其他脏器损伤。

二、诊断

（一）病史及体检

患者下腹部或骨盆受外来暴力后，出现腹痛、血尿及排尿困难，体检发现耻骨上区压痛，直肠指检触及直肠前壁饱满感，提示腹膜外膀胱破裂。全腹剧痛、腹肌紧张、压痛及反跳痛，并有移动性浊音，提示腹膜内膀胱破裂，行腹腔穿刺可抽出血性尿液。

（二）临床表现

膀胱壁轻度挫伤仅有下腹部疼痛，少量终末血尿，短期内自行消失。膀胱全层破裂时症状明显，腹膜外型与腹膜内型破裂有不同的表现。

（1）休克　骨盆骨折所致剧痛、大出血，膀胱破裂引起尿外渗及腹膜炎，伤势严重，常发生休克。

（2）腹痛　腹膜外破裂时，尿外渗和血肿引起下腹部疼痛、压痛及肌紧张，直肠指检可触及肿物且有触痛。腹膜内破裂时，尿液流入腹腔而引起急性腹膜炎症状，并有移动性浊音。

（3）血尿和排尿困难　有尿意，但不能排尿或仅排出少量血尿。当有血块堵塞或尿外渗到膀胱周围、腹腔时，则无尿液自尿道排出。

（4）尿瘘　开放性损伤可有体表伤口漏尿，如与直肠、阴道相通，则经肛门、阴道漏尿。闭合性损伤在尿外渗感染后破溃，也可形成尿瘘。

（三）辅助检查

（1）导尿检查　骨盆骨折时，常合并前列腺尖部尿道断裂。对此，应首先进行导尿检查。若能顺利将导尿管插入膀胱导出尿液，则应进一步在导出尿液后向膀胱内注入一定量的生理盐水。然后抽出，如抽出量与注入量相同，则表明膀胱壁是完整的。但若抽出量明显多于或少于注入量，则提示膀胱可能有破裂。

（2）膀胱造影　自导尿管注入15％泛影葡胺200～300mL，拍摄前后位X线片，抽出造影剂后再拍摄X线片，可发现造影剂漏至膀胱外。腹膜内膀胱破裂时，则显示造影剂衬托的肠袢。

（3）腹腔穿刺　采用腹腔穿刺抽液，并测定抽出液中氨的含量。对诊断有无腹膜内型膀胱损伤有一定帮助。

（4）手术探查　经检查证实有膀胱破裂、腹腔其他脏器损伤或后尿道断裂者，应做好术前充分准备，及时施行手术探查。根据探查发现，分别进行适当处理。

三、治疗

膀胱挫伤一般不需要特殊处理，除卧床休息，多饮水，让其自行排尿或尿道置管引流外，必要时给予镇静、抗感染药物。血尿和膀胱刺激征可在短期内消失。各种原因引起的腹膜内膀胱破裂和开放性膀胱损伤应手术治疗。

（一）紧急处理

抗休克治疗，如输液输血、止痛、使用广谱抗生素预防感染。合并骨盆骨折时，行骨盆固定，防止加重损伤。

（二）非手术治疗

膀胱挫伤或造影时仅有少量尿外渗，症状较轻者，可从尿道插入导尿管持续引流尿液 7～10 天，并保持通畅；使用抗生素，预防感染，破裂可自愈。

（三）手术治疗

膀胱破裂伴有出血和尿外渗，诊断明确后，立即手术修补，根据损伤部位和程度修补裂口，充分引流尿外渗，耻骨上留置膀胱造口管或者留置导尿。腹膜外膀胱破裂行修补术后，应放置引流管，充分引流外渗的尿液。腹膜内膀胱破裂则行剖腹探查，吸净腹腔内尿液，并处理其他脏器损伤。

第三节　膀胱肿瘤

组成膀胱的各种组织都可以发生肿瘤，上皮细胞发生的移行细胞癌、鳞状细胞癌、腺癌，占全部肿瘤的 95％以上，其中移行细胞癌占 90％。其他组织发生的纤维瘤、平滑肌瘤、血管瘤、嗜铬细胞瘤等以及膀胱以外异位组织发生的横纹肌肉瘤、软骨瘤、皮样囊肿等均极罕见。本节主要讨论最常见的膀胱移行细胞癌。在美国，膀胱癌为第 4 位常见肿瘤，在我国也是一种常见肿瘤。发病高峰年龄为 65 岁。发病时 85％以上患者肿瘤局限于膀胱，15％有区域淋巴结转移或远处转移。

一、病理

膀胱肿瘤中上皮性肿瘤占 95％以上，其中多数为移行细胞乳头状瘤和乳头状癌，非上皮性肿瘤较少见。上皮性肿瘤按瘤细胞大小、形态、核改变及分裂相等分为三级：Ⅰ级分化良好；Ⅱ级中等分化；Ⅲ级分化不良。鳞癌和腺癌多为浸润癌。浸润程度是临床（T）和病理（P）分期的依据：原位癌（Tis）；乳头状无浸润（Ta）；局限于固有层以内（T_1）；浸润浅肌层（T_2）；浸润深肌层或穿透膀胱壁（T_3）；浸润前列腺或膀胱邻近组织（T_4）。病理分期（P）和临床分期相同。

膀胱肿瘤多发生于膀胱侧壁及后壁，其次为膀胱三角区和顶部。可单发或多发。肿瘤主要向膀胱壁深部浸润至膀胱外组织及邻近器官。淋巴转移、血行转移多发生在膀胱癌晚期，可转移至肝、肺、骨等。鳞癌和腺癌可早期发生浸润和转移。

二、临床分期

T：原发肿瘤。

T_x：不能估计原发肿瘤。

T_0：未见原发肿瘤。

T_{is}：原位"扁平肿瘤"。

T_a：非浸润性乳头状。

T_1：肿瘤侵及上皮下结缔组织。

T_2：肿瘤侵及浅肌层。

T_3：肿瘤侵及深肌层或膀胱周围脂肪。

T_{3b}：浸润深肌层。

T_4：侵犯附近器官，如前列腺子宫、阴道、盆壁、腹壁。

N：区域性淋巴结（区域性淋巴结是指真盆腔内的淋巴结，其他均算为远处淋巴结）。

N_x：不能估计区域性淋巴结。

N_0：无区域性淋巴结受侵的征象。

N_1：单个同侧淋巴结转移，最大直径不超过 2cm。

N_2：单个淋巴结转移，直径在 2～5cm。

N_3：转移淋巴结，直径大于 5cm。

N_4：局部周围淋巴结。

M：远处转移。

M_x：不能估计远处转移。

M_0：无远处转移。

M_1：有远处转移。

0 期：$T_{is}N_0M_0$，　TN_0M_0。

Ⅰ 期：$T_2N_0M_0$。

Ⅱ 期：$T_2N_0M_0$。

Ⅲ 期：$T_3N_2M_0$，$T_{3b}N_0M_0$。

Ⅳ 期：$T_4N_0M_0$；任何 $TN_1N_2N_3M_0$；任何 T，任何 NM_1。

三、临床表现

发病年龄大多数为 50～70 岁，男性发病率显著高于女性，约为 4：1。血尿是膀胱癌最常见和最早出现的症状。尤其是间歇全程无痛性血尿，可表现为肉眼血尿或镜下血尿，血尿出现时间及出血量与肿瘤恶性程度、分期、大小数目、形态并不一致。血尿可自行减轻或停止，易给患者造成"好转"或"治愈"的错觉而贻误治疗。出血量多少与肿瘤大小、数目及恶性程度不成比例。非上皮性肿瘤血尿一般较轻。膀胱癌患者亦有以尿频、尿急、尿痛即膀胱刺激征和盆腔疼痛为首发表现，为膀胱癌另一类常见的症状，常与弥漫性原位癌或浸润性膀胱癌有关，也可为膀胱肿瘤的晚期表现，常因肿瘤坏死、溃疡或并发感染所致。少数广泛原位癌或浸润性癌起始即有膀胱刺激症状，预后多不良。有时尿内混有"腐肉"样坏死组织排出。三角区及膀胱颈部肿瘤可梗阻膀胱出口，造成排尿困难，甚至尿潴留。其他症状还有输尿管梗阻所致腰胁部疼痛、下肢水肿、盆腔包块、尿潴留。有的患者就诊时即表现为体重减轻、肾功能不全、腹痛或骨痛，均为晚期症状。鳞癌和腺癌为浸润性癌，恶性度高，病程短，预后不良，鳞癌多数为结石或感染长期刺激所致。小儿横纹肌肉瘤常在症状出现前肿瘤体积即已很大，造成排尿困难和尿潴留，有时尿中排出肿瘤组织碎屑。

四、实验室及其他检查

(一) 细胞学检查

收集尿液中脱落细胞进行染色镜检，对诊断及复诊具有很高价值。

(二) 膀胱镜检查

膀胱镜检查是诊断膀胱癌的最重要方法，不但能确定肿瘤的位置、数目、大小，又可采取活体组织做病理检查。

(三) B 超

应检查双侧肾脏、腹部、后腹膜和膀胱区，一方面可除外血尿来自肾脏的病变，另一方面对于膀胱肿瘤有一定的阳性诊断率。

(四) 尿路平片和静脉肾盂造影

静脉肾盂造影作为常规检查，并非用于诊断膀胱肿瘤，而是通过检查除外肾盂、输尿管原发性肿瘤，并鉴别来源于肾盂、输尿管的转移肿瘤，还是原发性膀胱肿瘤。同时，了解肾功能和上尿路情况。

(五) CT、MRI

CT 是目前用于膀胱癌的诊断和临床分期最准确的无创性检查，除了可以确定肿瘤的大小及在膀胱壁浸润的深度外，还可提供关于盆腔及腹膜后淋巴结有无转移、肝或肾上腺有无转移的信息。对膀胱憩室内癌与膀胱壁内癌的诊断有特殊意义。增强 CT 及螺旋 CT 扫描可增加分期的准确性。MRI 可提供多种断面的影像，因而可以提供更好的局部解剖结构关系，但在临床分期方面并不比 CT 有更强的优越性。

(六) 其他检查

如测定 ABO (H) 抗原和 T 抗原、β-HCG、标志染色体、膀胱癌组织内癌胚抗原（CEA）等对诊断均有所帮助。

五、诊断和鉴别诊断

（一）诊断

任何成年人，特别是 40 岁以上，出现无痛性血尿时都应想到泌尿系肿瘤的可能，而其中膀胱肿瘤尤为多见。如果血尿伴有膀胱刺激症状和尿痛，则易误诊为膀胱炎。膀胱炎的膀胱刺激症状常较重，且骤然发病，血尿在膀胱刺激症状以后出现。膀胱肿瘤多见于老年男性，容易误诊为良性前列腺增生，有时良性前列腺增生可以合并膀胱癌。膀胱镜检查可以确诊。

（二）鉴别诊断

本病需与泌尿系统结核、急性膀胱炎、前列腺癌、泌尿系结石等相鉴别。

六、治疗

手术治疗为主，有经尿道手术膀胱切开肿瘤切除术、膀胱部分切除术及全膀胱切除术等。化学治疗、放射治疗、免疫治疗或其他新技术治疗等为辅助治疗。应注意肿瘤的分期，肿瘤的部位、大小、形态，肿瘤的分级，肿瘤组织类型，患者年龄及全身情况等。治疗原则：Tis、Ta、T_1 及局限性的 T_2 期肿瘤可选用保留膀胱的手术；较大、多发、复发、位于膀胱颈部及 T_2、T_3 期肿瘤应行全膀胱切除及尿流改道手术辅以放射治疗和化学治疗。

（一）手术治疗

（1）电灼法、电切除法　对单个或散在为数不多的非浸润性浅表的乳头状瘤，直径在 1cm 以下者，可经尿道行电灼法或内切镜切除，但复发率高达 60％。

（2）部分膀胱切除术　对单个肿瘤且浸润较深时也可做膀胱部分切除术。切除范围应包括肿瘤所在部位的膀胱壁全层及肿瘤基部周围至少 2cm 的肉眼正常组织，优点在于能比较广泛切除病变部位，并能保存较完整的膀胱功能。目前，采用这种手术的比较多，术后半年可恢复较满意的膀胱容量。浅表的 T_y、T_1、T_2 期病变，5 年生存率约 60％。浸润较深的病变，5 年生存率也可达 20％。手术时，应尽量保护好腹壁切口或用噻替哌 60mg＋生理盐水 100mL 浸泡冲洗膀胱腔及切口部位，以避免癌瘤在切口上的种植。

（3）全膀胱切除术　①恶性程度较高，浸润较深，体积大或为数较多的癌瘤；②恶性程度较低，浸润不深但瘤体太大或为数太多，充满膀胱内腔者；③先用其他方法治疗肿瘤不断复发者皆适于做全膀胱切除术。凡行全膀胱切除者，必须做双侧输尿管移植术。目前，主张做输尿管皮肤移植术或改良的"回肠代膀胱"皮肤造瘘术。

(4) 全膀胱根治切除术　该手术仅保留直肠，需将盆腔、腹膜以及髂总、髂内、髂外、闭孔动脉周围的淋巴结和脂肪清除，在男性包括膀胱、前列腺精囊。在女性包括膀胱、全尿道、输卵管、卵巢、子宫、阴道前壁一部分。如此巨大手术，其5年生存率也不过约17％，而手术病死率约达13％，并发症亦多，故对全膀胱根治性切除术的指征与评价尚需继续观察。

(5) 姑息性手术　对晚期膀胱癌患者，为减轻患者痛苦或延长生命，可采用姑息性手术，常用的有经尿道切除、尿流改道、姑息性栓塞疗法等。膀胱癌行尿道电切或行部分切除，手术后复发的机会较多，故术后每3个月一定要坚持送尿检查癌细胞，并做膀胱镜检查，以早期发现复发肿瘤，有时可在看膀胱镜同时用高频电刀将复发的小肿瘤烧灼掉。一年后无复发则可改为半年查一次。为了防止复发，术后伤口愈合后即可开始行术后膀胱灌注，一般采用卡介苗（BCC）、丝裂霉素、阿霉素等。这种预防性治疗效果肯定，必须坚持不能间断。

(二) 放射治疗

肌层浸润性膀胱癌患者在某些情况下，为了保留膀胱不愿意接受根治性膀胱切除术，或患者全身条件不能耐受根治性膀胱切除手术，或根治性手术已不能彻底切除肿瘤以及肿瘤已不能切除时，可选用膀胱放射治疗或化疗＋放射治疗。但对于肌层浸润性膀胱癌，单纯放疗患者的总生存期短于根治性膀胱切除术。

1. 根治性放疗

膀胱外照射方法包括常规外照射、三维适形放疗及调强适形放疗。单纯放射治疗靶区剂量通常为60～66Gy，每天剂量通常为1.8～2Gy，整个疗程不超过6～7周。

2. 辅助性放疗

根治性膀胱切除术前放疗无明显优越性。膀胱全切或膀胱部分切除手术未切净的残存肿瘤或术后病理切缘阳性者，可行术后辅助放疗。

3. 姑息性放疗

通过短程放疗可减轻因膀胱肿瘤巨大造成无法控制的症状，如血尿、尿急、疼痛等。但这种治疗可增加急性肠道并发症的危险，包括腹泻和腹部痉挛疼痛。

(三) 化学治疗

化学治疗一般作为膀胱癌综合治疗的一部分，如手术后化疗，可提高5年生存率。某些晚期肿瘤，化疗可作为一种姑息性治疗手段。

1. 膀胱灌注

优点是大剂量的细胞毒制剂能与膀胱黏膜或肿瘤直接接触，药物的全身性毒性反应较小，常用于浅表性膀胱癌和电灼或内切或部分膀胱切除术后。灌注以术后7～10天开始为宜；灌注前应查白细胞和血小板；灌注前8h少饮水；药物注入膀胱后定时变换体位以使药物与膀胱各部位黏膜充分接触；灌注药物排出后尽可能多饮水及多排尿以减轻化学性膀胱炎，同时注意洗手和清洗阴茎或会阴部以防接触性皮炎。常用膀胱灌注药物如下。

（1）噻替哌　是膀胱癌首选药物。常用药量为30～60mg，溶于60mL生理盐水中注入膀胱，每周1次，共10次为一疗程。

（2）丝裂霉素C　肿瘤组织对此药敏感。常用药量为30mg溶于60mL生理盐水中，每周3次，20次为一疗程。其毒性小，总有效率为84%。

（3）阿霉素　用40mg药量溶于60mL生理盐水中，每周灌注1次，共3～5周。

（4）卡介苗（BCG）　BCG具有强烈激活网状内皮系统的作用，其抗肿瘤效应可能与此有关，BCG对治疗浅表性膀胱癌和预防复发的作用已得到公认。用法：BCG 60～120mg溶于40～50mL生理盐水，每周1次，保留2h，共6次；以后每2周1次，共3次；再后每月1次，至1年，必要时每月1次再持续1～2以巩固疗效。

2. 全身化疗

全身化疗主要用于晚期膀胱癌患者。偶尔也可用于不愿做手术的浸润性膀胱癌患者。有效药物有顺铂、多柔比星、平阳霉素、氨甲蝶呤、氟尿嘧啶、环磷酰胺。大多应用联合化疗方案。

3. 髂内动脉灌注

对某些晚期膀胱癌用作手术前后辅助治疗或姑息性治疗。丝裂霉素（MMC）3～6mg/d，连用3～30天。多柔比星（ADM）10mg/d，每周用3天，总量30～180mg，或每次20～40mg，每周3次，总量40～400mg，临床认为总量90～400mg为优。任何保留膀胱的膀胱癌疗法均需严密随访，每3个月复查尿脱落细胞学及膀胱镜检查，2年后每半年检查一次，以后可根据情况延长间隔时间。

（四）介入疗法

介入疗法已广泛用于肿瘤的治疗，膀胱肿瘤的介入疗法仅作为一种辅助疗法，即腹壁下动脉插管化疗。经腹壁下动脉硅塑管达腹主动脉分叉处，导管头部进入髂内动脉，保留导管，定期联合灌注化疗药物，可用噻替哌（TESPA）、丝裂霉素（MMC）、5-氟尿嘧啶（5-FU）等间隔给药。其优点是盆腔区域药物浓度较高，全身反应小，可使一部分肿瘤缩小、坏死或消失。对膀胱周围组织及其受累的淋巴结或小静脉均有作用。手术前化疗可以提高膀胱部分切除率，对防止术中癌扩散及术后复发均有效果，同时也可作为晚期膀胱癌的姑息治疗方法。

（五）加热疗法

利用高于体温的温度（43℃）使癌细胞生长受抑制，而正常组织不受损害的理论，利用三腔气囊导管插入膀胱，在硬脊膜外麻醉下，用预热45℃的生理盐水，以6.5kPa压力灌注，使膀胱腔内压力逐渐增加到舒张压为止。每天可连续灌注3～6h，使出水温保持在42～43℃。此法使肿瘤受热疗和水压双重作用，能使一部分乳头状瘤消失，一部分肿瘤消退。然后，再用电灼或手术切除，提高了治疗的效果。治疗中少数患者出现暂时性尿频，经对症治疗后可以恢复。此外，应用高频透热机使膀胱腔内温度升高，对肿瘤中心部位发生强的加温治疗作用。如果再配以放射治疗可以提高疗效。

七、预后

膀胱肿瘤的预后取决于肿瘤的病理分级和分期以及患者的免疫情况。T_1 期肿瘤 TURBT 术后 5 年生存率为 63%～84%；T_2 期和 T_3 期肿瘤行膀胱部分切除术后5 年生存率分别为 45.6% 和 23%；膀胱根治性切除术后 5 年生存率为 16%～48%；T_4 期肿瘤预后差，不治疗多在 1 年内死亡。

第六章
前列腺疾病

第一节 前列腺炎

一、急性细菌性前列腺炎

急性细菌性前列腺炎是前列腺细菌感染，常为非特异性，它是由细菌本身或细菌毒素引起的急性炎症。

（一）病因

急性细菌性前列腺炎多在劳累、饮酒、性生活过于频繁后发生，部分患者继发于慢性前列腺炎。留置尿管、经尿道进行器械操作或患有膀胱炎及尿道炎时，细菌或含有细菌的尿液经后尿道和前列腺导管逆流至前列腺。经直肠或经会阴前列腺穿刺，细菌可直接或通过淋巴管进入前列腺，也可导致急性前列腺炎发生。身体其他部位感染灶的细菌也可经血流播散至前列腺。常见病原菌为革兰氏阴性肠道杆菌，也有葡萄球菌和链球菌，偶有厌氧菌。

（二）临床表现

起病急，全身症状有发热、寒战、厌食、乏力。局部症状有泌尿系感染及直肠刺激征。一般在感染后1～5周发病。表现为尿道刺痒、尿痛和分泌少量白色稀薄液体，有时仅为痂膜封口或裤裆污秽，常见于晨间。在男性，感染可侵犯附睾引起急性附睾炎，亦可导致男性不育。

（三）诊断及鉴别诊断

1. 症状体征

前列腺肿胀饱满、触痛明显、发热，整个或部分腺体坚韧不规则，可有结节。

如出现前列腺脓肿可触及波动感。

2. 直肠指检

可触及肿大的前列腺，表面光滑规则，且有明显压痛，脓肿形成时，则有波动感。

3. 实验室检查

（1）前列腺液检查　大量白细胞或脓细胞以及巨噬细菌，培养有大量细菌生长。

（2）尿常规检查　较多白细胞及红细胞。尿培养常能发现致病菌。

（3）超声检查　可正常或轻度增大，形态尚对称。包膜增厚但无中断，内部回声多呈分布不均匀的低回声。当出现脓肿时，脓肿区呈边缘不齐的厚壁无回声区或低回声区，无回声区内可有分隔。急性细菌性前列腺炎病史，发病前有皮肤化脓性感染或上呼吸道感染或急性尿道炎病史。

（四）鉴别诊断

急性肾盂肾炎多见于女性，男性极少见，这是因为女性尿道短，细菌很容易通过逆行感染至上尿路。而男性的尿道较长，逆行感染的机会极少，且男性的前列腺分泌液中有防御外来感染的抗菌物质，由于不断地分泌至尿道，使尿道处于无菌状态。这两种疾病虽然都有腰痛，但急性肾盂肾炎导致的腰痛多为一侧肾区，且叩击痛明显。而急性前列腺炎引起的腰痛多为腰骶部中央，肾区无叩痛。急性前列腺炎患者前列腺液中可见大量脓细胞，而急性肾盂肾炎患者主要为尿液性质的改变。

淋菌性尿道炎与急性细菌性前列腺炎临床表现相似，根据细菌检测，后者无细胞内革兰氏阴性双球菌可进行鉴别。

（五）治疗

1. 一般治疗

应卧床休息3～4天，大量饮水，禁忌饮酒和食用刺激性食物。可行热水坐浴或会阴部热敷，并保持大便通畅，禁忌性生活。

2. 抗生素治疗

当患者全身症状明显，体温较高，血中白细胞明显升高时，应通过静脉给药，使用1周后改用口服药直到1个月；当患者全身症状不重，体温及血象正常时，可口服给药，一般疗程为1个月。应选用能够弥散进入前列腺内且快速有效的抗感染药物，迅速控制症状，以防转为慢性前列腺炎。

3. 对症治疗

如发生高热，应对症给予退热药，如吲哚美辛栓、阿司匹林等。如膀胱刺激征明显，可选用溴丙胺太林（普鲁本辛），口服，15mg/次，每日3次；哌唑嗪，口服，0.5～1mg/次，每日2～3次。如发生排尿困难或尿潴留，应行暂时性耻骨上膀胱穿刺造口以引流尿液，或采用细软的硅胶导尿管留置导尿。

4. 手术治疗

如果急性前列腺炎已形成前列腺脓肿，则应经直肠或经会阴部行切开引流术。如果脓肿局限于前列腺内，可用尿道镜行前列腺穿刺排脓术，然后注入广谱抗生素。

二、慢性前列腺炎

慢性前列腺炎包括慢性细菌性前列腺炎和非细菌性前列腺炎两类。其中慢性细菌性前列腺炎主要为病原体感染，以逆行感染为主，病原体主要为葡萄球菌属，常有反复的尿路感染发作病史或前列腺按摩液中持续有致病菌存在。非细菌性前列腺炎是多种复杂的原因和诱因引起的炎症、免疫、神经内分泌参与的错综的病理变化，导致以尿道刺激症状和慢性盆腔疼痛为主要临床表现，而且常合并精神心理症状的疾病，临床表现多样。

（一）病因与发病机制

1. 慢性细菌性前列腺炎

致病因素主要为病原体感染，但机体抵抗力较强或/和病原体毒力较弱，以逆行感染为主，病原体主要为葡萄球菌属，其次为大肠埃希菌、棒状杆菌属及肠球菌属等。前列腺结石和尿液反流可能是病原体持续存在和感染复发的重要原因。

2. 慢性非细菌性前列腺炎

发病机制未明，病因学十分复杂，存在广泛争议。多数学者认为其主要病因可能是病原体感染、炎症、异常的盆底神经肌肉活动和免疫异常等共同作用的结果。

（1）病原体感染　本型患者虽然常规细菌检查未能分离出病原体，但可能仍然与某些特殊病原体，如厌氧菌、L型变形菌、纳米细菌或沙眼衣原体、支原体等感染有关。有研究表明本型患者局部原核生物DNA检出率可高达77%；临床某些以慢性炎症为主、反复发作或加重的"无菌性"前列腺炎，可能与这些病原体有关。其他病原体如寄生虫、真菌、病毒、滴虫、结核分枝杆菌等也可能是该型的重要致病因素，但缺乏可靠证据，至今尚无统一意见。

（2）排尿功能障碍　某些因素引起尿道括约肌过度收缩，导致膀胱出口梗阻与残余尿形成，造成尿液反流入前列腺，不仅可将病原体带入前列腺，也可直接刺激前列腺，诱发无菌的"化学性前列腺炎"，引起排尿异常和骨盆区域疼痛等。许多前列腺炎患者存在多种尿动力学改变，如尿流率降低、功能性尿路梗阻、逼尿肌-尿道括约肌协同失调等。这些功能异常也许只是一种临床现象，其本质可能与潜在的各种致病因素有关。

（3）精神心理因素　研究表明，经久不愈的前列腺炎患者中一半以上存在明显的精神心理因素和人格特征改变，如焦虑、压抑、疑病症、癔症，甚至自杀倾向。

这些精神心理因素的变化可引起自主神经功能紊乱，造成后尿道神经肌肉功能失调，导致骨盆区域疼痛及排尿功能失调或引起下丘脑垂体-性腺轴功能变化而影响性功能，进一步加重症状，消除精神紧张可使症状缓解或痊愈。但目前还不清楚精神心理改变是其直接原因，还是继发表现。

（4）神经内分泌因素　前列腺痛患者往往容易发生心率和血压的波动，表明可能与自主神经反应有关。其疼痛具有内脏器官疼痛的特点，前列腺、尿道的局部病理刺激，通过前列腺的传入神经触发脊髓反射，激活腰、骶髓的星形胶质细胞，神经冲动通过生殖股神经和髂腹股沟神经传出冲动，交感神经末梢释放去甲肾上腺素、前列腺素、降钙素基因相关肽、P物质等，引起膀胱尿道功能紊乱，并导致会阴、盆底肌肉异常活动，在前列腺以外的相应区域出现持续的疼痛和牵涉痛。

（5）免疫反应异常　近年研究显示免疫因素在Ⅲ型前列腺炎的发生发展和病程演变中发挥着非常重要的作用，患者的前列腺液和/或精浆和/或组织和/或血液中可出现某些细胞因子水平的变化，如IL-2、IL-6、IL-8、IL-10、TNF-a及MCP-1等，而且IL-10水平与Ⅰ型前列腺炎患者的疼痛症状呈正相关，应用免疫抑制剂治疗有一定效果。

（6）氧化应激学说　正常情况下，机体氧自由基的产生、利用、清除处于动态平衡状态。前列腺炎患者氧自由基的产生过多或/和自由基的清除体系作用相对降低，从而使机体抗氧化应激作用的反应能力降低、氧化应激作用产物或/和副产物增加，也可能为发病机制之一。

（7）盆腔相关疾病因素　部分前列腺炎患者常伴有前列腺外周带静脉丛扩张、痔、精索静脉曲张等，提示部分慢性前列腺炎患者的症状可能与盆腔静脉充血、血液瘀滞相关，这也可能是造成久治不愈的原因之一。

（二）临床表现

1. 慢性细菌性前列腺炎

有反复发作的下尿路感染症状，如尿频、尿急、尿痛、排尿烧灼感，排尿困难、尿潴留，后尿道、肛门、会阴区坠胀不适。持续时间超过3个月。

2. 慢性非细菌性前列腺炎

主要表现为骨盆区域疼痛，可见于会阴、阴茎、肛周部、尿道、耻骨部或腰骶部等部位。排尿异常可表现为尿急、尿频、尿痛和夜尿增多等。由于慢性疼痛久治不愈，患者生活质量下降，并可能有性功能障碍、焦虑、抑郁、失眠、记忆力下降等。

（三）诊断

根据典型的临床表现，诊断并不困难。直肠前列腺指诊：病变早期，前列腺一般比较饱满，可有轻触痛，前列腺液较多；病程较长时，前列腺体积缩小，质地韧硬。B超可见前列腺内部回声不均匀，前列腺被膜增厚。慢性细菌性前列腺炎前列腺液内白细胞增多（>10个高倍视野），磷脂小体减少，细菌培养可呈阳性。慢性非细菌性前列腺炎前列腺液可见多量白细胞，但细菌培养为阴性。而前列腺痛前列腺液内无白细胞增多，且细菌培养呈阴性。

（四）治疗

因前列腺液的细菌培养复杂且易受尿道的杂菌影响，准确性差，因此对于慢性前列腺炎应选择足量敏感抗生素进行治疗，疗程至少6周，症状缓解可停药观察；症状不缓解，应调整抗生素。复方磺胺甲噁唑、喹诺酮类药物对前列腺腺泡有较强的穿透力，故为首选药物。红霉素、多西环素、头孢菌素等也有较好疗效，可以每2周交替应用。尚可用解痉、止痛、镇静催眠等药物对症治疗。植物制剂和中成药也可选择。近年了解到前列腺炎的症状与盆腔平滑肌痉挛有关，同时也认识到前列腺平滑肌内存在大量α受体，因此临床上最近开始广泛应用α受体阻滞药治疗慢性前列腺炎，尤其是前列腺痛。除药物治疗外，也常用热水坐浴、前列腺按摩、药物离子透入、微波等物理疗法对慢性前列腺炎进行治疗。

临床上部分前列腺炎的治疗相当棘手。无论何种类型的慢性前列腺炎，均需医患双方配合进行治疗。医生应帮助患者建立坚持治疗的信心，应向患者强调综合治疗的重要性和必要性，不能仅仅依靠抗菌药物或单一的药物疗法。建立良好的生活习惯很重要。忌酒，忌辛辣食物，避免久坐或长时间骑车，每晚热水坐浴，保持适度的性生活。体育锻炼对症状重的患者有转移注意力的效果。

对难治性病例，合并前列腺结石和持续性细菌感染者，合并膀胱颈梗阻和尿道狭窄者，可以行开放或腔内手术治疗。手术前必须让患者了解手术的目的是解决并发症，而不是针对慢性前列腺炎的治疗，因此手术不一定能缓解前列腺炎的症状。

第二节　良性前列腺增生

良性前列腺增生症简称前列腺增生，是泌尿外科最常见的疾病之一，多发生于50岁以上的老年男性。有资料表明，在50岁男性，病理学检查有50%可见前列腺增生性改变，80岁时，这种改变可高达90%。

一、病因

前列腺是男性附属性腺器官，它的正常发育有赖于雄激素的支持。青少年时期切除睾丸者，前列腺不发育。但是至今良性前列腺增生的确切病因尚不完全清楚，以往有双氢睾酮学说、上皮生长因子学说、雄雌激素相互作用学说等，目前公认老龄和有功能的睾丸是发病的基础，两者缺一不可。

二、病理

前列腺由移行带（占5％）、中央带（占25％）和外周带（占70％）组成，移行带为围绕尿道精阜的部分，中央带为射精管通过的部分，其余为外周带。前列腺增生起始于移行带，主要是平滑肌增生或腺体扩大和增生。增生的前列腺可将外周带和腺体压扁成膜状，称为假包膜。前列腺增生的程度并不一致，与尿流梗阻的程度亦不成比例。增大的腺体向膀胱内突入，可造成排尿困难及梗阻，前列腺尿道部延长弯曲、受压，形成裂隙状，导致尿潴留。

前列腺增生引起梗阻时，逼尿肌活性亢进，无抑制性收缩，平滑肌纤维增粗和收缩力增加，但不能快速传播至整个逼尿肌，使小范围逼尿肌收缩、增厚，形成小梁和小房，严重时小房向膀胱外突起形成假性憩室。由于逼尿肌代偿性收缩，膀胱内高压，出现尿失禁。若梗阻不能解除，使膀胱内残余尿量逐渐增多，膀胱张力降低出现充溢性尿失禁。长期的排尿困难使膀胱扩张，输尿管末端丧失活瓣作用，引起输尿管反流现象，导致肾积水、肾功能受损及并发感染和结石。

三、临床表现

(一) 尿频

尿频是前列腺增生最初出现的症状。早期是因前列腺充血刺激所引起，日间及夜间排尿次数增多，尤其是夜间尿频。梗阻加重，膀胱残余尿量增多时，尿频逐渐加重，这是由于膀胱经常在部分充盈状态，而使有效容量缩小所致。

(二) 排尿困难

排尿踌躇，尿线细而无力，尿流射程缩短，尿末淋漓，尿不尽感，有时需屏气增加腹压才能排空尿液，在深呼吸时尿流随腹压降低而中断，出现间歇性排尿现象。

(三) 尿潴留

过多的残余尿使膀胱失去收缩能力，在受凉、劳累、上呼吸道感染、饮酒等诱因下，可形成尿潴留。如膀胱过度充盈，可形成充溢性尿失禁。

（四）其他症状

前列腺增生合并感染时，亦可有尿频、尿急、尿痛等膀胱炎的表现，有结石时症状更加明显，可伴有血尿；前列腺增生因局部充血可发生血尿，晚期可出现肾积水和肾功能不全表现。长期排尿困难导致腹压增高，发生腹股沟疝、脱肛或内痔等。

（五）国际前列腺症状评分（IPSS）

询问患者有关排尿的 7 个问题，根据症状严重程度对每个问题进行评分（0～5分），总分为 0～35 分（无症状至非常严重的症状），见表 6-1。其中 0～7 分为轻度症状；8～19 分为中度症状；20～35 分为重度症状。尽管 IPSS 分析力图使症状改变程度得以量化，但仍会受到主观因素的影响。

体格检查：急性尿潴留时，下腹部膨隆。耻骨上区触及充盈的膀胱。直肠指检，前列腺增大、表面光滑，富于弹性，中央沟变浅或消失。可按照腺体增大的程度把前列腺增生分成三度：Ⅰ度肿大，前列腺较正常增大 1.5～2 倍，中央沟变浅，突入直肠的距离为 1～2cm；Ⅱ度肿大，腺体呈中度肿大，大于正常 2～3 倍，中央沟消失或略突出，突入直肠 2～3cm；Ⅲ度肿大，腺体肿大严重，突入直肠超过 3cm，中央沟明显突出检查时手指不能触及上缘。

表 6-1 国际前列腺症状（IPSS）评分表

在最近的一个月，您是否有以下症状?	在五次中					
	无	少于1次	少于半数	大约半数	多于半数	几乎每次
1. 是否经常有尿不尽感?	0分	1分	2分	3分	4分	5分
2. 两次排尿间隔是否经常小于2小时?	0分	1分	2分	3分	4分	5分
3. 是否曾经有间断性排尿?	0分	1分	2分	3分	4分	5分
4. 是否有排尿不能等待现象?	0分	1分	2分	3分	4分	5分
5. 是否有尿线变细现象?	0分	1分	2分	3分	4分	5分
6. 是否需要用力及使劲才能开始排尿?	0分	1分	2分	3分	4分	5分
7. 从入睡到早起一般需要起来排尿几次?	没有	1次	2次	3次	4次	5次
	0分	1分	2分	3分	4分	5分

四、实验室及其他检查

（一）超声波检查

在耻骨上探查，可以测得膀胱内的残余尿量。残余尿量的存在是前列腺增生患者在疾病发展过程中的重要参考指标。通常残余尿在 20～40mL 时多为轻度增生，41～60mL 为中度增生， 60mL 以上为重度增生。采用特制超声波探头插入直肠 5～8cm 处可探及前列腺，前列腺增生时，回声图上进出波距离增宽，尿道波之外尚可见少许微波。声像图上可见前列腺横径和纵径都增大，前列腺中叶增生明显者，可见有突向膀胱的暗区。

(二) 尿道膀胱镜检查

尿道膀胱镜检查可了解尿道、前列腺、膀胱颈及膀胱的情况，但不宜作为前列腺增生的常规检查。当临床表现为下尿路梗阻而直肠指诊前列腺无明显增大或出现肉眼血尿时，应进行尿道膀胱镜检查。前列腺增生镜下可见尿道延长，膀胱颈部凹面消失，输尿管口间距离增大，输尿管口与膀胱颈距离增宽，膀胱内壁可有小梁、憩室或结石形成。两侧叶增生时，膀胱颈部两侧呈圆弧状凸起，致使尿道内口变为纵行裂缝时，膀胱三角隆起。中叶增生时，膀胱颈下唇边缘呈半圆弧状隆起，或为一球状物突出膀胱内，而膀胱颈其他部位窥镜视野均呈半月形。三叶增生时，增生的前列腺突出于膀胱颈口，形成三个肥厚、光滑的半圆形弧状隆起，使整个膀胱颈呈 "V" 形。

(三) 尿流率测定

一般认为，尿量在 200～500mL 之间时，正常男性最大尿流率（MFR）≥20mL/s。MFR≤15mL/s 提示排尿功能异常，MFR≤10mL/s 则为排尿功能明显异常。前列腺增生所致的膀胱出口梗阻，除表现为最大尿流率明显降低外，并可见低丘斜坡型，不规则低平曲线或重度低平曲线，且梗阻愈严重，曲线高度愈低。

(四) 泌尿道 X 线检查

腹部平片可了解有无前列腺及膀胱结石；排泄性尿路造影可了解尿路梗阻以及肾功能情况；膀胱造影可显示膀胱颈部或底部受压变形情况；尿道造影可显示前列腺尿道段的狭窄程度等。

五、诊断

①发病年龄在 50 岁以上。②临床上以排尿困难和尿频特别是夜尿次数增多为主症。③直肠指诊扪及增大的前列腺及中央沟变浅或消失。④B 超、CT、尿流动力学和膀胱镜检查等有助于诊断。

六、鉴别诊断

前列腺增生应与下列疾病相鉴别。

（一）前列腺癌

直肠指检时肿块坚硬如石，表面不规则，有时呈结节状。

（二）尿道狭窄

有尿道受伤和炎症病史，指诊前列腺无增大，尿道探子检查尿道有狭窄。

（三）膀胱肿瘤

肿瘤靠近膀胱出口亦可产生排尿困难。但症状以血尿为主，膀胱镜检查可发现肿瘤。

（四）神经性膀胱

临床症状与前列腺增生相似，但常伴有会阴感觉减退、肛门松弛、提肛反射消失及其他神经系统症状。直肠指检前列腺不大，尿流动力学检查可资鉴别。

七、治疗

前列腺增生不引起梗阻则不需要治疗。已有梗阻而不影响正常生理功能可暂予观察，如已影响正常生理功能则应尽早治疗。

（一）药物治疗

对梗阻较轻、年老体衰或有心、肺、肾功能障碍的患者，可选择药物治疗。治疗前列腺增生症的药物种类很多，目前较为公认的有 3 种。

1. α 受体阻滞药

α 受体主要分布在前列腺基质平滑肌，在前列腺增生时基质增生比腺上皮增生更为明显。α 受体兴奋时，前列腺基质平滑肌张力增加，排尿阻力增加。阻滞 α 受体，可降低平滑肌张力，减少尿道阻力，改善排尿功能。常用 α 受体阻滞药为特拉唑嗪和阿夫唑嗪，坦索罗辛为超选择 $α_1$ 受体阻滞药。特拉唑嗪用量为 5mg/次，每日 1 次；坦索罗辛 0.2mg/次，每日 1 次。

2. 5α-还原酶抑制药

前列腺增生患者血液中总的游离睾酮虽然下降，但由睾酮经 5α-还原酶转化而成的双氢睾酮是增加的。因此服用 5α-还原酶抑制药非那雄胺可降低前列腺内双氢睾酮，促使前列腺体积缩小。非那雄胺常规用量为 5mg/次，每日 1 次。长期使用雌激素有增加心血管并发症的危险，雄激素有促进发生前列腺癌的可能，均不宜应用。目前主张非那雄胺与 α 受体阻滞药联合应用，可增加前列腺的细胞凋亡。

3. 植物药

非洲臀果木提取物胶囊（太得恩）能抑制成纤维细胞生长因子（FGF）引起的前列腺成纤维细胞增生，改善排尿梗阻症状，常用剂量为 50mg/次，每日 2 次。其他还有普适泰和中药制剂。

4. 普乐安片

饭前服，每次 3～4 片，3 次/天，1 个月为一个疗程，一般连服 3 个疗程。总有效率 90%。此外，对前列腺炎也有较好的治疗效果。机制是本品有抗雄激素作用，可减轻前列腺被膜组织胶原纤维增生和腺上皮细胞内的分泌，从而排除腺腔纤维组织屏障，促进腺管引流通畅，改善尿道黏膜及周围组织水肿而获效。临床长期应用未见明显不良反应。

5. 奥生多龙（普乐舒定）

直接作用于雄激素的靶器官，可与雄激素发生竞争性对抗，而几乎不显示其他激素的作用，其抗雄激素作用特异性很强。临床试验 352 例，有效及稍有效率 76.1%。用法：轻度前列腺肥大者每周 200mg 肌注，中度以上者每周 400mg 肌注，分 1～2 次注射，连续使用 12 周后改为每周 200mg 肌注。不良反应主要为注射部位疼痛、肝功能异常、发热、红细胞减少等症状，偶见皮疹、倦怠感、性欲减退、心悸等。

6. 哌米松

本品具有抗雄激素作用而无雌激素和孕激素的效应。作用于对雄激素敏感的靶器官并且不抑制脑垂体。本品对前列腺肥大所致的功能失调有治疗作用，且无明显的毒副反应和药物配伍禁忌。对本品过敏者禁用。用法：160mg，每日 2 次。

（二）手术治疗

前列腺增生症患者年龄通常较高，常伴有全身性疾病，手术风险相对大，因此要严格掌握手术适应证，认真做好术前准备及术后处理。

1. 手术适应证

①曾经有过或现在还存在急性尿潴留者。②虽然没有发生过急性尿潴留，但膀胱残余尿经常超过 60mL，甚至 100mL，提示排尿障碍较严重，膀胱代偿能力差。③前列腺增生并发出血、结石形成或肿瘤等。④身体状况能耐受手术创伤。

2. 术前准备

前列腺增生患者需要手术治疗的几乎都是老年人，常常合并心、肺、肾、肝等器官疾病。因此，在老年人做前列腺切除时，首先要重视并发症的治疗和患者全身健康状况的改善，术前充分估计患者对麻醉与手术的耐受性，对患者的心脑血管、呼吸、内分泌及神经系统情况等进行全面而仔细地检查。

（1）常规检查 包括尿流率、心电图、胸透及各项实验室检查（如血尿便常规、出凝血时间、肝肾功能、电解质、血糖以及前列腺特异性抗原等）。B超检查可以了解前列腺增生的大小、形态、质地，以及前列腺梗阻引起上尿路改变等。

（2）特殊检查 应做尿脱落细胞学检查、静脉尿路造影及膀胱镜等检查。如有硬结可行前列腺活检术。有些前列腺增生不明显，但尿潴留很严重，为了排除神经源性膀胱，需做全套尿流动力学检查。

（3）尿液引流 有慢性尿潴留、肾功能不全的患者，术前应即时引流膀胱尿液，解除梗阻，对肾功能改善与恢复非常重要，待患者肾功能恢复至正常或接近正常，全身状况改善后再进行手术。

（4）术前处理 有尿路感染的患者，术前应给予抗生素，术前备血 200～800mL，备皮，术前灌肠。

术前必须对患者做心、肺、肝、肾等器官全面检查。对有大量残余尿或尿潴留、肾积水、肾功能受损患者，术前应留置导尿管引流尿液。严格控制感染。对患者进行必要地解释，消除顾虑，取得患者配合。

3. 手术方法

（1）耻骨上经膀胱前列腺切除术 此种方法目前应用比较广泛。其优点为方法简单，易于掌握，同时可在直视下进行，并可同时处理膀胱内结石、憩室或肿瘤等并发症。术后效果也较满意。

（2）耻骨后膀胱外前列腺切除术 亦较常用，效果也较好，但不能同时处理膀胱内并发症为其缺点。

（3）经会阴前列腺切除术 手术较安全，但因手术视野小，操作复杂，且易引起阳痿、尿失禁和直肠损伤，目前基本放弃此方法。

（4）经尿道前列腺切除术（TURP） TURP 在术中和术后的出血量较少，术后的渗血天数也少，并发症少，手术痛苦较小，住院时间也较短。近年来该项手术国内正在逐渐开展。

4. 术后处理

（1）防止休克 根据患者术中及术后出血情况，补充血容量并维持水、电解质平衡。

（2）预防肺炎和深静脉血栓形成 鼓励患者多饮水，做深呼吸、咳嗽、下肢按摩和适当活动。

（3）保持尿引流管通畅 根据流出液的颜色调节冲洗液的流速，防止膀胱血块形成。必要时经引流管持续点滴消炎止血药物，或加用防纤溶药物，如氨甲苯酸。前列腺摘除术术后 3～5 天抽出气囊内注液，拔除气囊导尿管，10～14 天可拔除耻骨上膀胱造瘘管，让患者自行排尿、观察尿流通畅程度。

（4）防治感染 在术前、术中和术后应用抗菌药物可以防治感染发生。

（三）其他治疗

1. 气囊扩张疗法

经尿道插入带气囊的导管，待气囊部分恰好在前列腺部尿道时，往气囊内充水，利用气囊压力撑开前列腺，达到扩张尿流通道的目的。治疗后即拔除导管。气囊器械扩张有一定疗效，但撑开的前列腺可能复原，因此远期疗效欠佳。

2. 金属支架疗法

经膀胱镜将记忆合金制成的网状支架送入放置在前列腺部尿道，利用机械永久撑起尿道，形成"隧道"，让尿液通过。关键是金属支架长度合适，放置位置准确，其前端刚好卡在膀胱颈部尿道内口，其下端应处在尿道外括约肌上方，这样既能保证小便通畅又不会造成尿失禁。此方法疗效肯定、创伤小、操作简便，初期可能有异物感。

3. 冰冻疗法

应用冷冻设备，将制冷剂，如液氮作用在前列腺部位，使局部温度达 $-190\sim-160℃$，使前列腺组织在一定时间内坏死脱落，达到解除尿流通道梗阻的目的，操作简单、创伤小是其优点，缺点有冷冻范围难确认，治疗后需留置较长时间导尿管等。

4. 电磁波疗法

电磁波治疗前列腺增生方法包括微波治疗和射频治疗，它们本质上是局部热疗。

（1）经尿道微波疗法（TUMT） 利用微波对生物组织的热凝固原理以达到治疗目的。方法是将微波治疗导管经尿道直接置入到前列腺增生部位，输出微波 $1\sim15min$，使局部前列腺组织产生热凝固，然后取出微波治疗导管，插入电切镜将凝固的组织切除。切除部位因凝固不会出血，并可以被彻底刮净。手术完毕插入导尿管，$3\sim7$ 天拔管，患者即可畅通排尿。若采用微波尿道低温理疗的方法治疗前列腺增生，患者只需在门诊接受一次性治疗，时间为 1h，24h 后排尿可逐渐通畅，综合临床报道有效率为 80% 左右。

（2）经尿道针刺射频消融法（TUNA） 采用混频射频发射源，利用 2 个电极间电流通过电阻时产生的内生热来发挥作用。治疗方法：将射频电极 F16 气囊导管经尿道插入，使射频电极位于前列腺部尿道内，热量经尿道直接作用于前列腺增生部位。治疗温度为 44.5℃ 或 45℃。近期疗效相当于微波疗法。电磁波治疗前列腺增生有一定优点、适应证广，尤其对体质差、年龄高、伴有老年性全身疾病者适用，不良反应少。

5. 激光治疗

将激光导光束经膀胱镜置入，接触式或非接触式直接作用于前列腺，或切割，或气化，或消融，治疗前列腺增生安全、高效，很受医师和患者欢迎，但价格昂贵。

6. 高强度聚焦超声治疗（HIFU）

HIFU 通过超声传递能量，"热消融"治疗前列腺增生，初步的治疗效果近似于 TUNA 和 TUMT，目前尚缺少大病例数随机对照试验来评价 HIFU。

第三节 前列腺癌

前列腺癌在欧美男性中是最常见的恶性肿瘤，发病率可达到每年（30～50）/10 万。根据 1999 年上海市肿瘤发病率统计，前列腺癌的发生率为 9.3/10 万。虽然我国前列腺癌发病率远低于欧美国家，但上升趋势明显。前列腺癌在 40 岁以后其发病率随年龄增长而增加。

一、病因和病理

前列腺癌发病率有明显的地理和种族差异，前列腺癌患者主要是老年男性，发病高峰年龄为 75～79 岁。引起前列腺癌的危险因素尚未明确，但是其中一些已经被确认。最重要的因素之一是遗传，如果一个直系亲属（兄弟或父亲）患有前列腺癌，其本人患前列腺癌的危险性会增加一倍。流行病学研究发现，有前列腺癌阳性家族史的患者比无家族史患者的确诊年龄早 6～7 年。高动物脂肪饮食是一个重要的危险因素。其他危险因素包括维生素 E、硒、木脂素类、异黄酮的低摄入。阳光暴露与前列腺癌发病率呈负相关，阳光可增加维生素 D 的水平，可能是前列腺癌的保护因子。在前列腺癌低发的亚洲地区，绿茶的饮用量相对较高，绿茶可能为前列腺癌的预防因子。总之，遗传是前列腺癌发展成临床型的重要危险因素，而外源性因素对这种危险可能有重要的影响，某些基因的功能丢失或突变在前列腺癌发病、进展及转移中起着重要作用。

前列腺癌中 95％为腺癌，其余为移行细胞癌、鳞癌和肉瘤。其中发生于后叶者占 75％，侧叶占 10％，前叶占 5％，其他占 10％，为多发性。前列腺癌具有早期转移的特征，从腺泡发生后，常直接向尿道方向扩展，侵犯尿道、膀胱颈和精囊腺，经淋巴转移最早为闭孔及腹下淋巴结群，进而波及髂内、髂外、髂总、骶前淋巴结群，再转移到主动脉旁淋巴结。骨转移最常转移到骨盆和腰椎，其次是胸椎、肋骨和股骨。内脏可转移到肺和肝等部位。

如果活检或经尿道前列腺切除（TURP）标本或全切标本中癌灶很小，肉眼观一般无特征。如果全切标本中癌灶较大，可见呈黄色、灰白、韧硬的结节，与前列腺增生辨别十分困难。显微镜下可见到：①细胞核异形性，细胞核大且大小、形状染色不一，核周染色质浓集，核内空泡化。核仁较大，有 1 个至数个位于核中心或周边。②浸润，前列腺癌腺泡周围弹力组织消失和基底细胞缺如，是间质浸润的早期表现。③组织结构变化，腺体排列杂乱，出现集中、融合，可见柱状、条状成片癌细胞。其中核异型性尤其核仁大是诊断前列腺癌最重要的标准，如果无核异型则看有无浸润，如果无明显核异型和浸润则注意组织结构异常。

前列腺上皮内瘤（PIN）是癌前病变，有前列腺癌的细胞特点，但基底细胞层存在，而前列腺癌基底细胞层缺如。 PIN 分成高分级和低分级 2 类，当出现在前列腺穿刺活检标本中时，高分级者 80％和侵犯性癌有关，而低分级者 20％和侵犯性癌有关，因此出现高分级 PIN 时应该排除有侵犯性癌的可能。

二、临床分期

A 期：临床潜在癌，仅发现于手术标本。

B 期：限于前列腺包膜，酸性磷酸酶不高。

C 期：超出前列腺包膜，侵犯精囊、膀胱、尿道等。或局限于前列腺包膜内，但酸性磷酸酶高。

C_1 期：中度侵犯，与骨盆壁不固定，侵犯膀胱或直肠。

C_2 期：一侧或两侧侵犯骨盆壁且固定，直接侵犯膀胱或直肠。

D 期：骨或骨盆外转移。

TNM 分期：

T：原发肿瘤。

T_x：原发肿瘤不能判断。

T_0：未发现原发肿瘤。

T_{1a}：扪不到肿瘤，病理切片高倍镜下发现 3 个以下的癌灶。

T_{1b}：扪不到肿瘤，病理切片高倍镜下发现 3 个以上的癌灶。

T_{2a}：可扪及肿瘤，直径小于 1.5cm，而最少 3 个边缘正常。

T_{2b}：可扪及肿瘤，肿瘤直径小于 1.5cm 或侵犯两叶。

T_3：肿瘤侵犯超出前列腺包膜。

T_{3a}：扪及肿瘤，侵犯前列腺周围组织或一侧精囊。

T_{3b}：扪及肿瘤，侵犯前列腺周围组织，侵犯一侧或两侧精囊，肿瘤直径大于 6cm。

T_4：肿瘤固定或侵犯邻近组织。

N：淋巴结转移（局限于真骨盆内的区域淋巴结，其他均为远地淋巴结）。

N_x：转移淋巴结不能判断。

N_0：未发现区域淋巴结转移。

N_1：侵犯单一同侧区域淋巴结。

N_2：侵犯对侧或双侧或多个区域淋巴结。

N_3：固定于骨盆壁上的肿物，但与原发肿瘤有间隙。

M：远地转移。

M_x：远地转移不能判断。

M_0：无远地转移。

M_1：有远地转移。

三、临床表现

前列腺癌多数无明显临床症状，常在直肠指诊、超声检查或前列腺增生手术标本中偶然发现。前列腺癌较大时可压迫或浸润尿道，引起类似前列腺增生的症状，如尿频、尿流缓慢、尿线变细、排尿困难，甚至尿潴留，偶有血尿、尿失禁。前列腺癌梗阻的特点是病程短，进展快，常呈进行性快速发展。部分前列腺癌患者以转移为首发症状，如骨转移引起的骨痛和病理性骨折，常位于腰部、骶部、胸部等处。

四、实验室及其他检查

（一）直肠指检

直肠指检可触及肿大、坚硬、固定的结节。亦有前列腺体增大，中等硬度，表面质均匀，有弹性感，酷似前列腺增生，而实为前列腺癌。由于直肠指诊可显著提高前列腺癌的诊断率，因此重视和加强普查工作显得非常重要。

（二）血清酸性磷酸酶测定（ACP）

前列腺癌，尤其是发生骨转移时，此酶测定可升高，但也有约25％的病例仍属正常。通常认为，此酶测定值超出正常时其诊断意义较大（正常值7～28U/L）。

（三）血浆锌测定

血浆锌测定可区别前列腺癌、前列腺增生及前列腺炎。前列腺癌时血浆锌水平显著下降。与其相反，后两者则增高。

（四）前列腺液乳酸脱氢同工酶（LDHI）测定

如乳酸脱氢酶（LDH）V与LDHI之比大于3，即可疑为前列腺癌。该测定的准确率达80％。

（五）尿多胺测定

中期或晚期患者尿中多胺含量增加，正常人 24h 尿中含 2mg。

（六）前列腺特异抗原（PSA）测定

PSA 可提示前列腺是否发生增生。一般认为， PSA 对早期发现复发病例较 ACP 敏感。

（七）细胞学检查

（1）尿液细胞学检查　当癌肿侵犯尿道、膀胱等泌尿系统时细胞学可呈阳性。

（2）前列腺液细胞学检查　在按摩液量多的病例，癌细胞阳性率可高达 90％以上。然而，如果伴有前列腺或精囊感染，可能出现假阴性的结果。该法有可能造成癌细胞的扩散、转移。

（3）骨髓穿刺液细胞学检查　当晚期骨转移时，骨穿涂片查癌细胞可有 7.6％呈阳性。

（八）活组织检查

活组织检查是诊断前列腺癌的重要手段，方法有会阴部穿刺；会阴部切开皮肤，暴露前列腺；经直肠穿刺；当肿瘤已侵犯后尿道、膀胱颈和膀胱三角区时，可用内切镜摘取可疑组织送病检；经直肠切除标本活检等。

（九）经直肠 B 超检查

可准确观察到前列腺大小、内部形态变化、包膜是否完整，有无直肠、精囊、膀胱颈部浸润，并可通过 B 超准确引导对可疑部位做穿刺活检，因此在前列腺癌的早期诊断和局部分期上明显优于直肠指诊。天津医学院第二附属医院泌尿外科开展 B 超检查工作较早，积累了丰富临床经验，B 超初诊前列腺癌符合率达 91.2％，远高于直肠指诊。

（十）膀胱镜检查

病变累及膀胱时可行膀胱镜检查，可发现膀胱三角区有皱纹或结节，有时血管曲张匍匐于其上。当前列腺癌侵及膀胱颈部而引起梗阻时，则膀胱壁可发生小梁形成和假憩室。如癌瘤表面已发生溃疡，可能发现如同肉芽组织或菜花样组织，应同时采取活体组织以确诊。膀胱镜检查时须小心，以免造成严重损伤。

（十一）X 线检查

胸部 X 线检查可对胸部转移癌有所帮助。骨 X 线检查显示脊柱、股骨及骨盆是否发生转移。尿路造影检查可显示是否存在尿路梗阻引起的肾脏病变。淋巴管造影可显示盆腔淋巴结的转移。

（十二）CT 检查

CT 可见病灶呈低密度略低密度或不均匀密度，也可有局限性结节突起，或呈结节状、不规则状，前列腺多有不同程度增大、变形，边缘可毛糙也可光整。

五、诊断和鉴别诊断

直肠指诊、经直肠超声检查和血清前列腺特异性抗原（PSA）测定是临床诊断前列腺癌的基本方法。直肠指检可以发现前列腺结节，坚硬。超声可发现前列腺内低回声病灶及其范围。前列腺癌常伴血清 PSA 升高，极度升高多数有转移病灶。CT 及 MRI 对诊断前列腺癌的范围有重要意义。全身核素骨扫描可早期发现骨转移病灶。前列腺癌的确诊依靠经直肠针吸细胞学或穿刺活组织检查，根据所获细胞或组织有无癌变做出诊断。本病需与前列腺增生、前列腺结核、前列腺结石、前列腺慢性炎症、前列腺肉瘤、精囊癌等进行鉴别。

六、治疗

前列腺癌的治疗应根据患者的年龄、全身状况、临床分期及病理分级等综合因素考虑。前列腺增生手术标本中偶然发现的局限性（T_{1a} 期）癌，一般病灶小，细胞分化好，可以不做处理，严密观察随诊。局限在前列腺包膜以内（T_{1b}、T_2 期）癌可以行根治性前列腺切除术，也是治疗前列腺癌的最佳方法，但仅适于年龄较轻，能耐受手术的患者。T_3、T_4 期前列腺癌以内分泌治疗为主，可行睾丸切除术，配合抗雄激素制剂，如比卡鲁胺、氟他胺等间歇治疗可提高生存率。

（一）等待观察治疗

等待观察指主动监测前列腺癌的进程，在出现病变进展或临床症状明显时给予其他治疗，等待观察治疗的适应证如下。

（1）低危前列腺癌（PSA 4～10ng/mL，GS 评分≤6，临床分期≤T_2）和预期寿命短的患者。

（2）晚期前列腺癌患者　仅限于因治疗伴随的并发症大于延长生命和改善生活质量的情况。对临床局限性前列腺癌（$T_{1～3}$，N_x 或 N_0M_x 或 M_0）适合根治性治疗的患者，如选择等待观察治疗，患者必须了解并接受局部进展和转移的危险。对于等待观察的患者密切随访，每 3 个月复诊，检查 PSA、DRE，必要时缩短复诊间隔时间和进行影响学检查。对于 DRE、PSA 检查和影像学检查进展的患者可考虑转为其他治疗。

（二）手术治疗

1. 根治性前列腺切除术手术范围

包括前列腺腺体、前列腺包膜、精囊等。其适应证为局限性前列腺癌（$T_1 \sim T_2$）；患者预期寿命＞10 年；PSA＜20ng/mL。禁忌证为合并急性疾病；患者预期寿命＜5 年；有盆腔手术或放疗史；有不同程度的尿失禁。盆腔淋巴结清扫术及扩大盆腔淋巴结清扫术：切除前列腺后，清扫双侧髂总血管远端、髂内外血管主干及闭孔淋巴结，扩大清扫术还包括髂总血管周围、骶骨前方和两侧的淋巴结。常见的手术并发症有肺动脉栓塞、尿失禁、直肠损伤、尿道吻合口狭窄、盆腔淋巴囊肿、性功能障碍、癌灶残留等。

2. 经尿道电切术

一般是作为解除膀胱出口梗阻，减少患者痛苦的一种手段，作为综合治疗措施中的一项，这种手术常可取得满意的效果。

（三）放射治疗及前列腺癌的近距离治疗

前列腺癌患者的放射治疗具有疗效好、适应证广、并发症少等优点，适用于各期患者。早期患者（$T_{1 \sim 2} N_0 M_0$）行根治性放射治疗，其局部控制率和 10 年无病生存率与前列腺癌根治术相似。局部晚期前列腺癌（$T_{3 \sim 4} N_0 M_0$）治疗原则以辅助性放疗和内分泌治疗为主。转移性癌可行姑息性放疗，以减轻症状、改善生活质量。近年三维适形放疗（3D-CRT）和调强放疗（IMRT）等技术逐渐应用于前列腺癌治疗，并成为放疗的主流技术。根据 TNM 分期、GS 评分、PSA 水平、年龄、放疗方式、照射野大小及剂量不同，其不良反应、疗效等也各不相同。近几年兴起的前列腺癌近距离治疗是继前列腺癌根治术及外放疗以后的又一种有望根治局限性前列腺癌的方法，其疗效肯定、创伤小，尤其适合于不能耐受前列腺癌根治术的高龄前列腺癌患者。

（四）内分泌治疗

内分泌治疗是针对晚期前列腺癌激素依赖性肿瘤细胞的治疗方法。虽然只是一种姑息性治疗，但适用于临床上大量的患者。此外，其能够明显延长患者肿瘤无进展存活期和总存活期，并能有效地缓解肿瘤引起的症状。治疗的途径包括减少雄激素分泌和阻断雄激素受体两种。

1. 外科去势

双侧睾丸切除可去除 90%～95%睾酮的来源，可使 71%的患者症状改善。去势的并发症是性功能丧失、潮热、骨质疏松、疲乏等。

2. 药物去势

过去常用雌激素在下丘脑反馈抑制促性腺激素释放激素（GnRH）继而抑制黄体生成素（LH）的产生，从而阻止睾酮的分泌。但雌激素的心血管系统不良反应限制了其应用，目前多被黄体生成激素释放激素（LH－RH）的拟似物所替代。常用的药物为醋酸戈舍瑞林缓释植入剂（诺雷德）、注射用醋酸亮丙瑞林微球（抑那通）。用法：注射用醋酸亮丙瑞林微球，每次 3.75mg，每 4 周皮下注射 1 次，为对抗用药后一过性睾酮上升，一般在用药前 1 周开始服用氟他胺。

3. 对靶细胞的雄激素阻断

该类药物包括固醇类（甲羟孕酮、甲地孕酮）和非固醇类（氟他胺）。前者抑制促性腺激素的作用，两者都能通过竞争组织的雄激素受体起抗雄激素作用。用法：氟他胺，250mg/次，每日 3 次；甲羟孕酮，500mg/次，每日 1 次；甲地孕酮，160mg/次，每日 1 次。

4. 雄激素全阻断（MAB）

MAB 指同时去除睾丸和肾上腺的雄激素作用，也称为雄激素的联合阻断（CAB）。目前，已被作为前列腺癌的一线内分泌治疗。具体方法是患者在接受去势治疗（手术去势或化学去势）的同时，给予抗雄激素治疗，以达到理想的治疗效果。

（五）化学治疗

晚期肿瘤经过内分泌治疗或放疗失败后，可采用化疗。研究表明晚期转移性癌用内分泌治疗失败使用化疗后，客观指标和主观症状都明显改善，可延长部分患者生存时间，有效率达 20%～40%。最敏感的药物是环磷酰胺，其次为顺铂、氟尿嘧啶、多柔比星、丝裂霉素等。雌莫司汀是雌激素和细胞毒药物的结合产物，应用其治疗晚期肿瘤的疗效相当于或稍超过其他化疗药，但不良反应大为降低。

（六）冷冻疗法

目前临床上应用特制的液体氮制冷的冷冻探子经尿道置入前列腺部位，使前列腺局部冷冻至－180℃，持续冷冻 5～15min，造成冷冻坏死。此法适用于治疗前列腺癌所引起的尿路梗阻、出血及疼痛等。临床经验表明，冷冻疗法只要选择病例适当，术中仔细操作，可以达到肿瘤坏死脱落的目的。

第七章
尿道疾病

尿道结核主要发生于男性，且多合并有肾结核。尿道对结核分枝杆菌有很强的抵抗力，尽管尿道常处于被结核分枝杆菌污染的尿液接触之下，但尿道结核仍十分罕见。

一、诊断要点

（1）尿道结核多因前列腺及精囊结核直接蔓延到后尿道，或因泌尿系结核引起尿道感染，阴茎结核也可侵及尿道。

（2）尿道黏膜先形成结核结节，结节扩大互相融合形成溃疡，溃疡的基底由肉芽组织组成，肉芽纤维化后可引起尿道狭窄和梗阻。

（3）尿道结核的急性期多伴有附睾、前列腺及其他泌尿道受累，表现为尿道分泌物、尿频、尿痛甚至尿道流血或血尿。

（4）慢性期表现以尿道狭窄为主，出现排尿困难、尿线变细，甚至呈滴沥状。

（5）体检时于会阴或阴茎部扪及粗硬、呈条索状的尿道，有时可发展为尿道周围脓肿，破溃后形成尿道瘘，偶可发生尿道直肠瘘。

（6）由于急性期尿道结核易于从尿道分泌物涂片或培养中检测出结核分枝杆菌而使诊断较易确立。

（7）慢性期尿道结核诊断多较困难，但根据其以排尿困难为主的临床表现，结合泌尿生殖系结核的感染史，在排除淋病及外伤的情况下，应考虑尿道结核的可能，并可进一步行尿道造影、尿道镜或经尿道镜行活组织检查，以确定诊断。

二、治疗

（1）诊断一旦确立，即应给予全身抗结核药物治疗，并积极处理其他部位的结核。

（2）对于尿道结核引起的尿道狭窄，其处理方法与其他原因引起的尿道狭窄相同。初期可行定期尿道扩张术。

（3）对于尿道扩张效果不佳或扩张困难的局限性狭窄，可在尿道镜窥视下行尿道内切开术或将狭窄段瘢痕切除行端端吻合术，操作简便，创伤小，效果肯定，值得推荐使用。

（4）较长的狭窄可采用阴囊皮瓣法进行修补。

（5）如果膀胱病变严重，膀胱挛缩，对侧肾积水，则应先做肾造口引流，待尿道结核治愈后，再进一步处理。

（6）治疗有困难者有时需作尿流改道术。

第二节　急性尿道炎

急性尿道炎是尿道的急性炎症，一般多与急性膀胱炎同时发生，单纯尿道炎较少发生，多数经性接触传播，由淋菌性或非淋菌性病原体感染所致。

一、淋菌性尿道炎

淋菌性尿道炎（GC）又称特异性尿道炎，是淋病奈瑟菌引起的泌尿生殖系统化脓性感染，如淋菌性尿道炎、宫颈炎，也可感染眼、咽、直肠、盆腔，淋病奈瑟菌进入血液导致播散性淋病奈瑟菌感染。我国性传播疾病中淋病占首位，其潜伏期短，感染性强。

（一）疾病转归

淋病属于性传播疾病，无论患者有无临床症状皆可传染他人，几乎都是通过性接触传播，男性与女性患者一次性交后2％可能被感染；男性患者与女性一次性交，女性被感染机会达90％以上。新生儿可通过患病母亲产道而致淋菌性眼炎。少数情况下可由污染的衣物、浴巾、马桶圈等感染。

（二）临床表现

1. 男性淋病

（1）男性急性淋病　潜伏期一般为2～10天，平均2～5天。开始尿道口灼痒、红肿及外翻。排尿时灼痛，伴尿频，尿道口有少量黏液性分泌物。3～4天后，尿道黏膜上皮发生局灶性坏死，产生大量脓性分泌物，排尿时刺痛，龟头及包皮红肿显著。尿道中可见淋丝或血液，晨起时尿道口可结脓痂。伴轻重不等的全身症状。

（2）男性慢性淋病　一般多无明显症状，当机体抵抗力减低，如过度疲劳、饮酒、性交时，出现尿道炎症状，但较急性期炎症轻，尿道分泌物少而稀薄，仅于晨间在尿道口有脓痂黏附，即"糊口"现象。由于尿道长期存在炎症，尿道壁纤维组织增生而形成瘢痕，前尿道形成多处瘢痕时，使分泌物不能通畅排出，炎症易向后尿道、前列腺及精囊蔓延，并发前列腺炎、精囊炎，甚至逆行向附睾蔓延，引起附睾炎。排尿终了时尿道中常混有来自后尿道的淋病奈瑟菌，因此，后尿道炎和前列腺炎又成为前尿道炎的传染源。由于前列腺和精囊的分泌物排入后尿道，并不断刺激后尿道，使其不断增厚，反过来又影响腺管引流不畅。这样相互影响，促使淋病病程迁延，不易治愈，并成为重要的传染源。

2. 女性淋病

（1）女性急性淋病　感染后开始症状轻微或无症状，一般经2～3天的潜伏期后，外阴部首先发病，自觉瘙痒，行走时疼痛，相继出现尿道炎、宫颈炎、尿道旁腺炎、前庭大腺炎及直肠炎等，其中以宫颈炎最常见。70%的女性淋病患者存在尿道感染。淋菌性宫颈炎常见，多与尿道炎同时出现。

（2）女性慢性淋病　急性淋病如未充分治疗可转为慢性。表现为下腹坠胀、腰酸背痛、白带较多等。

（3）妊娠合并淋病　多无临床症状。患淋病的孕妇分娩时，可经过产道而感染胎儿，特别是胎位呈臀先露时尤易被感染，可发生胎膜早破、羊膜腔感染、早产、产后败血症和子宫内膜炎等。

（4）幼女淋菌性外阴阴道炎　外阴、会阴和肛周红肿，阴道脓性分泌物较多，可引起尿痛、局部刺激症状和溃烂。

（三）诊断

有典型的临床表现及不洁性生活史，尿道分泌物涂片可在多核白细胞内找到成对排列的革兰氏阳性双球菌，因此确诊并不困难。

（四）治疗

绝对禁止性生活，忌酒及刺激性食物，大量饮水。抗生素治疗以青霉素类药物为主，亦可用头孢曲松钠、壮观霉素等药物进行治疗。感染初期使用头孢曲松钠

250mg/次，肌注，每日1次，共3次，同时多饮水，清洗外生殖器。由于部分患者同时合并沙眼衣原体感染，所以要同时日服喹诺酮类或复方磺胺甲噁唑，一般7～14日为一个疗程。若病情较重，合并生殖系感染，应适当延长抗菌药物的疗程。淋菌性尿道狭窄的处理以定期逐渐扩张尿道为主，同时给予抗菌药物，必要时做尿道口狭窄切开，广泛性前尿道狭窄可用尿道膀胱镜做尿道内切开术。配偶应同时治疗，性生活时使用安全套，以免重复感染。

二、非淋菌性尿道炎

非淋菌性尿道炎（NGU）是由沙眼衣原体、解脲支原体等引起的一种性传播疾病（STD）。

（一）病因

NGU是一种多病因的综合征，30%～50%的NGU与沙眼衣原体有关，20%～30%为解脲支原体感染，10%由阴道毛滴虫、白色念珠菌、单纯疱疹病毒、生殖支原体、腺病毒和杆菌等微生物引起。

（二）临床表现

一般在感染后1～5周发病。表现为尿道刺痒、尿痛和分泌少量白色稀薄液体，有前列腺炎和急性附睾炎，严重者导致男性不育。

（三）实验室与辅助检查

1. 直接免疫荧光法

将特异的衣原体单克隆抗体用荧光素标记后检测标本中的衣原体抗原，如标本中有衣原体，则和抗体结合，在荧光镜下可见苹果绿色的荧光，一张涂片中衣原体数在10个以上时为阳性，特异性>97%，敏感性为70%～92%。

2. 酶联免疫法

用光谱测相仪检测泌尿生殖道中的衣原体抗原，发现颜色改变为阳性，24h获得结果，敏感性为60%～90%，特异性为92%～97%。

3. 沙眼衣原体培养

沙眼衣原体为专性细胞内寄生物，只有在活细胞中才能生长繁殖，常用于衣原体培养的细胞是McCoy细胞和Hela229细胞，特异性为99%～100%，敏感性为68.4%～100%，是目前诊断沙眼衣原体的金标准。沙眼衣原体是在柱状上皮细胞内寄生的微生物，合适的培养标本是应用拭子从距尿道内口2～4mm以内的尿道内取出，而不是取尿道口的分泌物或尿液做培养。

4. 解脲支原体培养

利用解脲支原体能分解精氨酸产氨，发酵葡萄糖产酸的原理，分别使含精氨酸的肉汤培养基变为碱性，指示剂颜色由黄变红，葡萄糖肉汤培养基由粉红色变为黄色，该方法简便、客观、价廉，已广泛应用于临床。

5. 聚合酶链反应（PCR）和连接酶联反应（LCR）

敏感性和特异性均优于其他方法，但要注意防止污染造成的假阳性。

（四）诊断

根据性接触史，潜伏期较长和临床表现，并能排除淋病及其他易于混淆的疾病如前列腺炎、膀胱炎，分泌物革兰染色涂片，油镜检查每个视野白细胞≥5个即有诊断意义。若患者无分泌物，可取清晨首次尿或憋尿4h的尿液离心镜检，每高倍（400）视野下白细胞≥10个就可以诊断为尿道炎。需进一步明确病因者，可进行上述实验室检查。

（五）治疗

常用大环内酯类抗生素治疗，如红霉素（阿奇霉素）、米诺环素（美满霉素）等，喹诺酮类药物，如氧氟沙星等也有效。性伴侣应同时治疗，并注意性生活卫生。

第三节 尿道损伤

一、概述

尿道按其解剖结构可分为前尿道（包括尿道球部和阴茎部）及后尿道（包括尿道前列腺部和膜部）。尿道损伤中前尿道损伤多由骑跨伤引起；后尿道损伤往往为骨盆骨折所致。在成年男性，由于有致密的耻骨前列腺韧带将前列腺固定于耻骨，而膜部尿道在穿过尿生殖膈时被固定于坐骨耻骨支之间，典型的后尿道损伤常位于前列腺尖部。如骨折移位轻，尿道可为不完全断裂；严重者可为完全断裂，此时由于前列腺及膀胱周围血肿可将前列腺上抬而移位。在小儿，由于前列腺组织尚未发育，因此后尿道破裂可发生在尿道前列腺部或膀胱颈部。由于后尿道损伤多为暴力或挤压性骨盆骨折所致，因此临床上常合并有其他脏器或组织的损伤，这些合并伤增加伤情的复杂性及严重程度，如忽视全面检查，后尿道损伤易被忽视，处理不当会增加并发症的发生率，并可伴有膀胱或直肠等脏器的损伤。尿道损伤按伤情分挫伤、裂伤、完全性断裂等三种。平时闭合性损伤常见，而战时以贯通伤多见。因此在损伤的处理上必须按照损伤的部位、伤情及其程度而有不同。如果处理不当，极易发生尿道狭窄、梗阻、尿瘘、假道形成或性功能障碍等，因此早期诊断及正确处理非常重要。

二、诊断

（一）前尿道损伤

（1）尿道出血　外伤后，即使不排尿时也可见尿道外口滴血。尿液可呈血尿。

（2）疼痛　受损伤处疼痛，有时可放射到尿道外口，尤以排尿时为剧烈。

（3）排尿困难　尿道挫裂伤时因疼痛而致括约肌痉挛，发生排尿困难。尿道完全断裂时，则发生尿潴留。

（4）局部血肿　尿道骑跨伤常引起会阴部及阴囊处肿胀、瘀斑。

（5）尿外渗　尿道断裂后，用力排尿时，尿液可以从裂口处渗入周围组织，形成尿外渗。尿外渗或血肿并发感染后，则出现脓毒血症。

（二）后尿道损伤

（1）休克　骨盆骨折所致后尿道损伤，一般较严重；常合并大出血，引起创伤性失血性休克。

（2）疼痛　下腹部痛，局部肌紧张，并有压痛。

（3）排尿困难　伤后不能排尿，发生急性尿潴留，而且导尿管无法插入膀胱，于后尿道处受阻。

（4）尿道出血　尿道口无流血或仅少量血液流出。

（5）尿外渗及血肿　会阴、阴囊部常出现血肿及尿外渗。

前尿道损伤的征象一般较为明显，诊断较易，后尿道损伤的诊断较困难，特别是伴有膀胱及直肠损伤时。对疑有骨盆骨折时，应行骨盆摄片检查。对于尿道损伤者，尿道造影检查是确诊的主要方法，一般多主张在X线透视下行逆行尿道造影。诊断性导尿有可能使部分损伤成为完全损伤，加重出血，增加感染机会，对怀疑有尿道破裂或断裂者，不宜使用。有指征者必须在严格无菌条件下轻柔地试插导尿管，如能顺利插入导尿管，则说明尿道损伤不重，可保留导尿管作为治疗，不要随意拔出；如一次插入困难，不应勉强反复试探，以免加重创伤和导致感染。直肠指检在判断有无肛管直肠合并伤的存在具有参考价值，可常规进行，但在判断时应慎重考虑。直肠指检是必要的，对于前列腺周围血肿不明显，且能清楚地扪及前列腺者，说明后尿道未完全断裂；若发现前列腺向上移位，表明后尿道完全断裂。在骨盆内有血肿时，在指检时可能误将血肿当作没有移位的前列腺而做出错误的判断；后尿道断裂而耻骨前列腺完整时，无前列腺的向上移位。对于严重休克者，不可只注意尿道损伤的诊断，应注意有无盆腔大血管损伤及其他内脏器官的合并伤，必要时应进行手术探查。对于开放性损伤，只要仔细检查局部一般都能得到明确诊断，但对于贯通性枪弹伤，应特别注意合并伤的存在，以防漏诊。

三、治疗

（一）处理原则

首先应纠正休克，再处理尿道损伤。如伴有骨盆骨折的患者须平卧，勿随意搬动，以免加重损伤。治疗尿道损伤的基本原则是引流尿液和尿道断端的重新衔接以恢复尿道的连续性。

（二）前尿道损伤的处理

对于症状较轻，尿道挫伤或轻度裂伤的患者，尿道的连续性存在，无排尿困难者，一般不需要特殊治疗。如果裂伤较重并有排尿困难或出血者，可留置导尿，一旦导尿成功，则保留导尿2～3周，如导尿失败应立即手术探查并行经会阴尿道修补术，术后留置导尿管2～3周。对于尿道完全断裂的患者应立即行经会阴尿道修补术，并同时彻底清除坏死组织、血肿。如病情严重不允许较大手术，可单纯行耻骨上膀胱造瘘术，3个月后再修补尿道。

（三）后尿道损伤的处理

目前后尿道损伤主要有三种治疗方法：单纯膀胱造瘘＋延期尿道修复、急诊Ⅰ期尿道吻合术以及开放或尿道会师术。

（1）单纯膀胱造瘘＋延期尿道修复　当存在生命垂危、组织广泛受损、医疗条件有限或医师经验不足等情况时，都主张只进行膀胱造瘘。在3～6个月后再行后尿道修复。

（2）急诊Ⅰ期尿道吻合术　由于后尿道断裂多伴骨盆骨折，出现休克，耻骨后及膀胱周围有大量出血，如行修复术，要清除血肿、碎骨片，有可能导致更严重的出血，故有一定的困难。但如患者伤情允许、血源充沛，有经验的医师可以选用且可得到较好的效果。

（3）尿道会师术　后尿道损伤时，常由于合并其他脏器严重外伤，病情危重，患者不能耐受大手术，此时可经耻骨上切口经膀胱行尿道会师术。目前由于内镜技术的进步，也可以在内镜下完成会师术。

　　三种方法各有优缺点，单纯膀胱造瘘不行耻骨后探查，可减少血肿感染机会，但术后尿道狭窄几乎是不可避免的，需再次手术修复，治疗时间长。急诊Ⅰ期尿道吻合可在手术同时清除血肿，但要在结构破坏严重的盆腔中控制出血，并进行尿道断端的吻合并非易事；在游离、修剪前列腺及尿道周围组织的过程中可能损伤血管神经束和尿道内括约肌，造成阳痿和尿失禁，并可能将尿道不完全断裂转变成完全性断裂。尿道会师术则无法完全保证尿道断端的解剖对合，如对合不当，尿道回缩，断端分离，瘢痕再次形成反而造成长段尿道缺损；如两个断端套叠则可造成人为的瓣膜，形成尿道梗阻。另外，会师过程中还可能加重尿道或血管神经损伤，导致术后阳痿的发生增多。总的来说，不管采取何种方法，治疗的目的均为尽可能减少尿道外伤后并发症的发生或力争将并发症的程度降至最低，尤其是避免尿失禁以及医源性性功能损伤。

第四节　急性尿路梗阻

一、概述

　　泌尿系统亦即排泌尿液的系统，自肾小管开始到尿道外口是一个完整的排泄尿液的管道，所以泌尿系统梗阻也称尿路梗阻。尿液在肾内形成后，由肾小管经肾乳头部、肾盂、输尿管、膀胱、尿道排出体外，整个管道有两个缓冲部分，即肾盂和膀胱。尿液的正常排出，有赖于尿路管腔的通畅和排尿功能的正常。泌尿系统本身及其周围的许多疾病都可以引起尿路梗阻，引起梗阻近端尿路扩张积水。梗阻不能解除，最终可导致肾积水、肾功能损害，甚至肾衰竭。梗阻发生于膀胱开口以上为上尿路梗阻，发生在膀胱开口以下为下尿路梗阻。上尿路梗阻可很快引起同侧肾积水；下尿路梗阻引起肾积水较晚（由于膀胱的缓冲作用），但会引起双侧肾积水。

二、尿路梗阻原因

（一）按梗阻性质分类

　　尿路梗阻原因可分机械性和动力性两类。机械性因素是指管腔被机械性病变阻塞，如结石、肿瘤、狭窄等。动力性因素是指中枢或周围神经病变造成部分尿路功能障碍，影响尿液排出，如神经性膀胱功能障碍。

（二）按年龄分类

儿童尿路梗阻以先天性原因多见，如肾盂输尿管连接处狭窄；青壮年尿路梗阻以结石、损伤、炎性狭窄多见；老年人肿瘤因素增多，老年男性以前列腺增生最常见；女性还有盆腔疾病的因素。

（三）按部位分类

1. 上尿路梗阻原因

肾内肾小管和集合管梗阻可导致多囊肾、海绵肾及尿酸肾病等；肾盂部位梗阻最常见的原因是肾盂输尿管连接处先天性疾病，如狭窄、异位血管、纤维束等；结石、结核、肿瘤等为常见的后天因素。输尿管梗阻的先天原因有输尿管异位开口、输尿管膨出、腔静脉后输尿管等；后天原因结石最常见，还有炎症、结核、肿瘤、相邻器官病变（腹膜后纤维化、腹膜后、盆腔肿瘤）、医源性损伤等。

2. 下尿路梗阻原因

良性前列腺增生症，前列腺肿瘤，膀胱颈纤维化，膀胱内结石、肿瘤，神经源性膀胱，尿道狭窄、结石、损伤、肿瘤、异物、包皮口狭窄等。

三、病理生理

尿路梗阻后的基本病理改变是梗阻部位以上压力增高，尿路扩张积水。梗阻不能排除最终可导致肾衰竭。

上尿路梗阻时，梗阻近侧压力升高，输尿管增加收缩力，蠕动增强，管壁平滑肌增生，管壁增厚，久之失去代偿能力，平滑肌逐渐萎缩，张力减退，管壁变薄，蠕动减弱乃至消失。发展至肾盂积水，肾盂内压力升高，压力经集合管传至肾小管和肾小球，尿路压力达到一定程度时可使肾小球滤过率减少。由于部分尿液可以通过肾盂静脉、淋巴、肾小管回流以及经肾窦向肾盂周围外渗，肾盂和肾小管内压力升高缓慢。肾小球滤过功能得以暂时维持。尿路梗阻不能解除，尿液分泌远大于回流，肾积水使肾盂压力逐渐增高，压迫肾小管、肾小球及其附近的血管，造成肾组织缺血、缺氧，肾实质逐渐萎缩变薄，最后形成一个无功能的巨大水囊。急性完全梗阻如输尿管被结扎，肾盂积水不明显但肾实质很快萎缩，功能丧失。慢性部分梗阻可以形成巨大肾积水，容量可以超过 1000mL。

下尿路梗阻发生时，为了克服排尿阻力，膀胱逼尿肌逐渐代偿增生，肌束纵横交叉形成小梁。长期膀胱内压力增高，可以造成肌束间薄弱部分向壁外膨出形成假性憩室。最后，膀胱失去代偿能力，肌肉萎缩变薄，容积增大，输尿管口括约功能破坏，尿液可返流至输尿管、肾盂，引起肾积水和肾功能损害。

四、尿路梗阻的辅助检查

（1）尿液检查　并发感染时，尿内可有白细胞及脓细胞。中尿培养有非特异性细菌生长。并发结石时尿内有红细胞。

（2）膀胱镜检查　下尿路梗阻时，膀胱镜检查可发现前列腺增生，膀胱颈挛缩，膀胱结石及膀胱内小梁、小房憩室等病变。

（3）尿路造影　并发结石时平片上可显示不透光的结石阴影。上尿路梗阻时，患侧常有肾积水。严重肾积水常致肾功能不全而不显影。输尿管积水可显示扩大、迂曲等。下尿路梗阻时，膀胱轮廓不规则，有憩室时可显示憩室的大小及部位。膀胱尿道造影可显示尿道狭窄及瓣膜等病变。

（4）B超检查　上尿路梗阻时，患侧肾常可探到液平段，提示患侧肾积水。并发结石时可探及结石及其声影。下尿路梗阻时，膀胱内可测得不同程度的残余尿。

（5）CT扫描检查　上尿路梗阻时，CT扫描除能测得患肾积水外，尚能测定患肾皮质的厚度，对决定治疗方案有重要参考价值。CT扫描尚可检测结石影，有时亦可发现肾盂及输尿管肿瘤。

（6）肾功能检查　梗阻早期，肾功能常无改变。单侧上尿路梗阻常致患侧肾功能减退，可由靛胭脂试验，同位素肾图及静脉尿路造影提示。长期两侧上尿路梗阻及下尿路梗阻时。可致两侧肾功能不全，血尿素氮及肌酐升高。同位素肾图可显示患肾功能受损或梗阻性肾图。

（7）尿流动力学检查　下尿路梗阻时，最大尿流率降低（$<10mL/s$），排尿期膀胱内压明显增高（$>70cmH_2O$）。

五、治疗

（一）药物治疗

1. 抗生素

适用于泌尿系统炎症所引起梗阻者，抗生素可消灭致病菌，缓解症状，阻止感染扩散。

2. 止痛药

尿路梗阻常诱发腰、腹部剧烈疼痛，可使用止痛药缓解疼痛症状。

3. 排石药物

适用于结石所致的尿路梗阻，如输尿管下段结石或较小结石患者，可使用排石药物解除梗阻。

4. 其他

良性前列腺增生所致尿路梗阻者，可使用 5α 还原酶抑制剂、α 受体阻滞药等药物，达到延缓疾病进展和症状的目的。

（二）急诊治疗

1. 解除上尿路梗阻

输尿管支架置入、经皮肾穿刺造瘘等。

2. 解除下尿路梗阻

留置尿管、耻骨上膀胱穿刺造瘘等。

（三）解除病因梗阻

1. 泌尿系统结石

结石根据部位可分为肾结石、输尿管结石及膀胱结石。常用的手术方式有以下几种。

（1）体外超声波碎石　多用于体积较小的结石，在 X 线或超声定位引导下，对准结石部位发射冲击波，将结石粉碎，经尿液排出体外。

（2）经皮肾镜碎石　用于治疗复杂性肾结石。

（3）输尿管镜取石术　适用于单纯膀胱结石。

2. 良性前列腺增生

对于反复感染、尿路积水扩张、肾功能损害的患者，可行经尿道前列腺电切术或激光前列腺剜除术。

3. 泌尿系统肿瘤

对于泌尿系统肿瘤者，治疗以手术切除为主，可采取开放性手术或腹腔镜手术或化疗、放疗、射频消融等辅助手段。

六、尿路梗阻的并发症

尿路梗阻后最常见的并发症是感染。由于梗阻后尿液停滞、肾组织受损及尿外渗等，利于细菌入侵繁殖和生长，引起感染。结石是梗阻的另一常见并发症，尿液的停滞与感染均可以促进结石形成。

第五节 尿道肿瘤

一、男性尿道癌

（一）概述

尿道恶性肿瘤少见，约半数继发于膀胱、输尿管、肾盂移行上皮细胞癌。原发性尿道癌中以鳞状细胞癌最多见，约占80%，多位于尿道球部及悬垂部；其次是移行细胞癌，约占15%，位于前列腺部尿道；腺癌和未分化癌少见，约占5%。尿道癌病因尚不明，可能与炎症、慢性刺激、尿道狭窄等因素有关。男性尿道癌分期常用 Levine 分期。

0 期：局限于黏膜。

A 期：未超出黏膜固有层。

B 期：侵及海绵体或前列腺，但未穿透。

C 期：超出尿道海绵体组织或盆腔淋巴结转移。

D1 期：腹股沟淋巴结或盆腔淋巴结转移。

D2 期：远处转移。

（二）诊断依据

（1）临床表现　反复尿道出血或血尿、尿线变细、排尿困难，尿潴留、阴茎肿胀、阴囊或会阴水肿等。

（2）体检　可发现尿道结节或肿块，大的球膜部尿道癌可经会阴部触及肿块，实质性或有波动感。腹股沟淋巴结转移时可触及肿大淋巴结。

（3）尿道造影　可帮助确定肿瘤的大小、部位，但不能估计肿瘤范围。

（4）尿道膀胱镜检查　可观察肿瘤范围，并取活体组织检查进一步确诊。

（5）尿道分泌物细胞学检查　可发现癌细胞。

（6）CT 和 MRI 检查　可了解有无盆腔和腹膜后淋巴结转移，有助于肿瘤分期。

（三）治疗方案

以手术治疗为主，放疗和化疗效果不肯定。

1. 手术治疗

（1）肿瘤局部切除　适用于尿道单发、表浅的肿瘤。可采用经尿道电切、电灼或激光治疗，尿道外口处肿瘤可行局部切除术。

（2）尿道部分切除或阴茎部分　切除术适用于尿道远侧 1/2 的低分期癌，尿道切缘应距肿瘤边缘 2cm。

（3）根治性尿道切除　适用于近段尿道癌及位于尿道球部或膜部者。切除范围包括全尿道和阴茎脚。

（4）根治性广泛脏器切除　切除范围包括阴茎、尿道、阴囊、精囊、膀胱、前列腺整块切除，有时需行睾丸切除。适应证为 C 期以上近侧尿道癌且能耐受手术者。如有直肠壁浸润，需决定是否做全盆腔脏器切除或姑息治疗。

2. 淋巴结的处理

腹股沟淋巴结触诊的准确率可达 83%～100%。凡触及腹股沟淋巴结者，均应施行规范的淋巴结切除术。若行膀胱前列腺整块切除，则应同时切除盆腔淋巴结。腹股沟淋巴结阳性，CT 未发现盆腔淋巴结者，可考虑盆腔淋巴结切除术。未触及腹股沟淋巴结者，没必要做预防性淋巴结切除。

3. 放射治疗

原发性尿道癌放疗的主要目的是保存器官。效果取决于肿瘤部位和大小，前尿道癌优于后尿道癌。

4. 化学治疗

疗效不确定。氨甲蝶呤、顺铂、长春新碱、多柔比星以及博来霉素等可能有一定效果。

（四）评述

男性前、后尿道癌生物学行为不尽相同。尿道不同部位，上皮细胞类型也不相同。前列腺部尿道癌 90% 为移行细胞癌，且多伴有膀胱癌；而在球、膜部则多数为腺癌（59%），阴茎部主要为鳞癌。前、后尿道发生癌的比例为（1:2）～（7:10）。

各年龄段均可发病，多数患者在 50 岁以上。临床表现与肿瘤所在的部位有关。后尿道癌患者临床发现迟，球、膜部尿道癌常易被误诊为尿道狭窄。尿道癌主要通过直接蔓延、淋巴转移和血行转移。大多数前列腺部尿道癌在确诊时已有远处播散，多数已累及阴茎海绵体。远处转移常见部位为肺、肝、骨和脑。

男性尿道防御屏障相对薄弱，故大多数患者不适于局部切除。术前应对全尿道彻底检查，凡可疑病变区，均取活体组织检查，以确定病变范围。如直肠壁有浸润，则需决定全盆腔脏器切除或姑息治疗。球部、膜部尿道癌在确诊时多已广泛蔓延，已不能行手术治疗，且根治性切除术后复发率很高。尿道癌类似阴茎癌，一般区域淋巴结转移发生在远处转移之前，腹股沟淋巴结切除术可提高生存率，有些病例术后可长期无癌生存。盆腔淋巴结转移者预后不佳。因此，要强调腹股沟淋巴结活检的重要性。对高危患者（C 期、近侧尿道癌。易淋巴结转移者），早期淋巴结切除可能有益。

预后与原发肿瘤的部位及肿瘤分期有关。前尿道癌比后尿道癌预后好。Kaplan 等报道前者 5 年生存率为 22%，后者为 10%。Hopkins 等报道男性尿道癌患者总体平均生存期为 26 个月、前尿道癌平均为 77 个月、球膜部尿道癌平均为 15 个月。

二、女性尿道癌

(一) 概述

原发女性尿道癌，其发病率比男性高 4～5 倍，占女性恶性肿瘤的 0.017%，发病年龄为 37～69 岁。尿道癌分远段癌和近段癌，前者癌灶位于尿道口至尿道前 1/3 段，也可逐渐扩展至全尿道，或累及外阴；后者癌灶位于尿道其余 2/3，较容易侵犯全尿道。

本病病因尚不十分明确。一般认为与性交、妊娠及反复尿路感染对尿道刺激有关。尿道肉阜、尿道黏膜白斑及慢性尿道炎均可能并发尿道癌。原发性尿道癌以鳞状上皮细胞癌最多见，其次是腺癌及移行细胞癌等。转移途径包括血行、淋巴和局部浸润，其中以淋巴转移和局部浸润为主。远段尿道癌可转移至腹股沟深、浅淋巴结，而近段尿道癌可转移到盆腔淋巴结及髂内、髂外及闭孔淋巴结。

(二) 诊断依据

(1) 症状　尿痛、尿急、尿频、血尿，排尿困难，下腹或腰背疼痛。

(2) 体检　阴道指检可触及尿道肿物，尿道血性分泌物。腹股沟可扪及肿大淋巴结。

(3) 细胞学检查　尿脱落细胞及尿道拭子细胞学检查可以发现肿瘤细胞。

(4) 尿道镜检查　可见肿块，活检可证实。

(5) CT 及 MRI　可了解盆腔淋巴结有无转移。

(6) 临床分期　常用 Grabstald 分期。

O 期：原位癌，病变局限于黏膜层。

A 期：病变达黏膜下层。

B 期：病变浸润尿道肌层。

C 期：病变浸润尿道周围器官。

C_1 期：浸润阴道壁肌层。

C_2 期：浸润阴道壁肌层及黏膜。

C_3 期：浸润邻近器官，如膀胱、阴唇及阴蒂。

D 期：出现远处转移。

D_1 期：腹股沟淋巴结有转移。

D_2 期：盆腔淋巴结有转移。

D_3 期：腹主动脉分叉以上淋巴结有转移。

D_4 期：远处器官转移。

（三）鉴别诊断

（1）尿道肉阜　鲜红色、质软、易出血，表面无溃疡及分泌物，活检可证实。

（2）尿道尖锐湿疣　尿道尖锐湿疣是由性接触传播的人乳头状瘤病毒引起的增生性病变，多位于黏膜上，外阴亦见多个病灶，排尿有灼痛。尿道镜检见乳头状、淡红色肿物。病理检查可证实。

（四）治疗方案

1. 手术治疗

远段尿道癌，如较早期可行局部广泛切除，包括尿道周围组织和部分外阴、前庭、阴唇、阴蒂等组织。年轻患者切除尿道 2/3 尚不至于尿失禁。若癌肿累及较广泛或位于近段尿道，则必须行全尿道全膀胱切除，并须做尿流改道。此外，应根据病变部位和区域淋巴结的情况决定是否清扫相应淋巴组织。

2. 放射治疗

多用于早期、无转移、深部组织无浸润者。尿道癌对放疗较敏感，特别是早期病例进行放疗即可治愈。对晚期患者可作为姑息性治疗。

3. 化学治疗

表柔比星、顺铂、氨甲蝶呤等有一定疗效，但效果不满意，仅作为辅助治疗。

（五）评述

本病少见，根据临床症状应及早活检以明确诊断。文献报道。手术加放疗的生存率比单纯放疗高。综合应用放疗和化疗，争取保留尿道，可减轻对患者生理和心理影响。预后主要与病理分期、病理类型、治疗方法有关，而年龄、病程对预后影响不大。因此，早期诊断、早期治疗仍是提高生存率的有效手段。治疗后 2 年内容易发生远处转移，故应注意随访观察。

三、恶性尿道非上皮性肿瘤

尿道非上皮性肿瘤较少见，又以黑色素瘤稍多，平滑肌肉瘤、纤维肉瘤及恶性纤维组织细胞瘤仅见个案报告。尿道黑色素瘤多见于老年人，女性较多，多发生于尿道外口。病因不清，认为可能与遗传、长期摩擦、妊娠、内分泌等因素有关。与日光照射可能无关。

（一）诊断依据

（1）临床表现 尿道口肿块及尿道出血，可有排尿困难、尿流方向改变。

（2）体检 黑色至蓝色或褐色的皮损，以黑褐色为多，常伴出血，表面可有溃烂、坏死，伴有感染时可有脓臭分泌物。肿块周围常有黑色卫星灶。腹股沟淋巴结可因转移而肿大。血行转移常发生于肺、肝及脑。

（3）病理检查 可见瘤细胞呈梭形、多角形，胞浆丰富，充满黑色素，呈实性片状，巢索状乃至腺样多种排列类型。细胞增生活跃，可见核分裂象，染色不均，黑色素染色呈阳性。肿瘤细胞具有大核及核仁明显的特点。胞浆较少，染色浅。免疫组化显示 HMB 45 强阳性。

（二）治疗方案

主张早期根治性切除术，包括全尿道及腹股沟淋巴结清扫术，必要时行盆腔淋巴结清扫，术后可辅以化疗、放疗、免疫、生物学等治疗。化疗首选药物为达卡巴嗪（DTIC），二线药物为亚硝脲类，其他如 5-FU、长春新碱、环磷酰胺、放线菌素 D 等亦有一定疗效。目前多主张二联或三联用药，有效率可达 30%～45%，单一用药则低于 20%。

放疗仅能起缓解症状的作用，近来报告大剂量分次照射 400～800Gy/次，每周 3 次，总量达 3000～4000Gy，有效率可达 34%～67%。

免疫治疗用于术后辅助治疗及不能切除或已有广泛转移者，有很好的前景。20 世纪 60 年代后期曾试用 BCG 与天花疫苗瘤体注射和皮下注射，部分患者肿块消退，复发延迟，生存期延长。多价免疫疫苗可提高晚期患者主动免疫力 3～4 倍，Bend 用黑色素瘤疫苗治疗转移性黑色素瘤患者取得了一定效果。近年来 IL-2、干扰素、转移因子、单克隆抗体、LAK 细胞等亦被临床应用，取得了较好的效果。

四、良性尿道非上皮性肿瘤

（一）尿道平滑肌瘤

尿道平滑肌瘤少见，但是尿道非上皮性肿瘤中最常见的类型。女性多见，约为男性的 3 倍，多发于 20～50 岁，可能与内分泌、妊娠等因素有关。

1. 诊断依据

（1）临床症状 尿道外口滴血或反复发作的尿路感染，可有排尿困难。

（2）尿道口肿块 呈圆形，表面光滑，质硬韧，界限清晰，小的肿瘤多呈广基，大者可有蒂，粉红、乳白或呈嫩肉色。

（3）尿道镜检查　可见尿道肿块，并可取活检。

（4）病理检查　是确诊的唯一方法。显微镜下肿瘤组织由分化较好的平滑肌细胞构成，细胞呈梭形，胞浆丰富，胞核呈长杆状，两端钝圆，少见核分裂象，肿瘤细胞聚集成束。

2. 治疗方案

手术切除。预后良好，但有复发可能。

（二）尿道纤维瘤

尿道纤维瘤极少见，临床报道仅见于女性。

1. 诊断依据

（1）临床症状　可有腹部不适、下腹部坠胀等症状，也可有尿频、尿痛、性交不适等症状。

（2）检查　见尿道内或尿道口肿瘤，表面可有溃烂、分泌物，瘤体光滑，质硬，直径多在 3cm 以下，个别有体积巨大者。

（3）病理检查　示瘤组织由纤维组织构成为确诊依据。

2. 治疗方案

本病为良性尿道非上皮性肿瘤，手术切除肿瘤为唯一有效的治疗方法，预后良好。

（三）尿道血管瘤

尿道血管瘤罕见，分为毛细血管瘤和海绵状血管瘤，可发生于任何年龄，但20～30 岁多见，男性多于女性。

1. 诊断依据

（1）临床症状　间歇性尿道口滴血，呈鲜红色，间歇发作，持续时间长短不一，一般不伴有其他不适。

（2）肿瘤较大时可出现排尿困难。

（3）尿道镜检查　可见尿道内深红色、广基的黏膜病损，呈扁平状或突出于尿道黏膜，质软，触诊难以发现。

2. 治疗方案

行肿瘤广泛切除，必要时行尿道成形术。本病属良性，但常复发，术后注意随访。

第八章
睾丸及附睾疾病

第一节 急性附睾炎

急性附睾炎为附睾的非特异性感染，是阴囊内最常见的感染性疾病。多由于后尿道炎、前列腺炎及精囊炎沿输精管逆行感染所致，血行感染少见。致病菌以大肠埃希菌和葡萄球菌为多见，常见于中青年，尿道狭窄、尿道内器械使用不当、膀胱及前列腺术后留置导管等，常会引起附睾炎的发生。其次为淋巴途径，血行感染最为少见。

一、病因

急性附睾炎主要由逆行感染所致，细菌从后尿道经输精管逆行感染至附睾，也可通过淋巴管或血流途径感染。部分患者有阴囊损伤史。在导尿、尿道扩张、长期留置尿管、经尿道前列腺电切术后时有发生。致病菌多为大肠埃希菌、变形杆菌、葡萄球菌等。

二、临床表现

发病突然，多继发于下尿路感染。发病时阴囊疼痛，可放射至同侧腹股沟和腰部。附睾肿胀，体积增大，触痛明显，伴有高热。发病前可有膀胱炎、前列腺炎等症状。体检可见阴囊皮肤红肿，附睾肿大，严重时与睾丸界限不清，形成一硬块。精索水肿增粗。血白细胞数升高，尿细菌培养可呈阳性。

三、并发症

如治疗及时，病损可完全消失而无损害，但附睾功能仍可能受到一定影响。如治疗不及时或治疗不当，炎症可发展形成脓肿，导致附睾组织的严重损害。此外，附睾炎可继发纤维化，导致附睾管道的狭窄或闭塞。双侧附睾损害常可导致男子不育症或男子生育力低下。在睾丸被累及的情况下，还可引起睾丸生精功能障碍。附睾脓肿可延伸并破坏睾丸（附睾睾丸炎）。急性附睾炎可演变为慢性附睾炎。

四、实验室与辅助检查

（一）血、尿常规

白细胞增多，核左移。尿培养可有致病菌生长。

（二）B超检查

可见附睾弥漫均匀性增大，也可局限性增大，其内部回声不均匀，光点增粗，可将附睾与睾丸肿胀及炎症范围显示出来。

五、诊断与鉴别诊断

根据病史及检查，急性附睾炎诊断不困难。
应与以下疾病进行鉴别诊断。

（一）睾丸扭转

常见于青春期前儿童，30 岁以上少见，普雷恩征阳性，而急性附睾炎普雷恩征阴性。放射性核素扫描显示扭转侧血液灌注降低，彩超见睾丸内血流减少或消失。

（二）睾丸肿瘤

为无痛性肿块，质地坚硬、沉重感明显，正常睾丸形态消失，附睾常不易扪及，透光试验阴性。B超及CT有助诊断。血 AFP 或 HCG 常增高。

（三）结核性附睾炎

一般很少有疼痛及发热，触诊附睾与睾丸界限清，肿块质硬，病灶常与阴囊壁粘连或有脓肿、窦道形成，输精管可有串珠样改变，前列腺及精囊亦有结核病灶。

六、治疗

（一）内科治疗

由于附睾炎的病因是细菌性而不是尿液逆流，所以应采用药物治疗。急性附睾炎的致病菌常由肠道细菌或铜绿假单胞菌引起，多见于中老午男性。抗菌药物的选择应按细菌培养以及抗菌药物敏感试验来决定。如对甲氧苄啶（复方新诺明）敏感，应每天口服 2 次，共 4 周，特别是伴有细菌性前列腺炎者更为有用。若局部红肿明显，血白细胞增多，体温上升，应静脉滴入抗生素，至体温正常，改口服抗生素。其他一般支持疗法：在急性附睾炎期间应卧床休息。阴囊用人工托，可以减轻疼痛。如附睾疼痛较重，可用 1％利多卡因 20mL 由睾丸上端处精索行局部注射，减轻不适，亦可用口服止痛及退热药。在早期可将冰袋放在附睾处，防止肿胀。晚期可用热敷，加速炎症消失，减轻患者不适。有时应用吲哚美辛（消炎痛）亦可减轻症状。急性期间避免性生活、体力活动，两者均可加重感染症状。急性期用中药如意金黄散用香油调匀，敷于阴囊上，盖以纱布，消炎镇痛效果好，若同时予以热敷，效果更好。

（二）外科治疗

绝大多数急性附睾炎经药物治疗后自行消失，但有 3％～9％病例在急性期 1 个月后发生脓肿，需要考虑手术治疗。

第二节　慢性附睾炎

严重急性附睾炎不可逆的终末期即为慢性附睾炎。慢性附睾炎由于纤维增生使整个附睾硬化，显微镜下瘢痕非常显著，常可看到附睾管闭塞，组织被淋巴细胞和浆细胞浸润。

一、病因

一般认为慢性附睾炎的致病菌是通过输精管腔逆行进入，通过淋巴系统入侵。临床呈慢性过程，附睾增大，质偏硬或伴有结节，压痛轻。由于附睾的解剖特点，附睾受感染后易发生肿胀、组织机化甚至结节形成。

二、临床表现

常有急性附睾炎或急性睾丸炎病史。阴囊疼痛、下坠或胀感，疼痛可放射至下腹部及大腿根部。体格检查可扪及附睾尾部增大、较硬、伴有结节形成及轻度触痛，患侧输精管粗硬。

三、检查

（一）前列腺液

前列腺液常规检查可见白细胞或脓细胞。

（二）B超检查

可见增大的附睾，内部回声不均。

四、诊断与鉴别诊断

（一）诊断

除根据病史、体征，取决于病理学检查。

（二）鉴别诊断

（1）附睾结核　表现为附睾硬结、疼痛。患者多有泌尿系结核病史，其输精管增粗、变硬，呈串珠样改变。附睾结节则多位于尾部，质硬、不规则，有时还与阴囊皮肤粘连、溃破并形成流脓窦道。分泌物镜检可找到抗酸杆菌。

（2）精液囊肿　也表现为附睾有结节，但结节多位于附睾头部，表面光滑，无压痛。B超可见附睾头部有囊性占位。

（3）阴囊内丝虫病　表现为附睾结节伴阴囊疼痛。但患者有丝虫感染史，阴囊内结节常有数个，多在精索下端及附睾头部，夜间采血可查到微丝蚴。

（4）附睾肿瘤　也表现为附睾肿块，有时可出现阴囊胀痛。但肿块多位于附睾尾部，表面不光滑，界限不清，质地坚硬。手术病理组织学检查可确定诊断。

五、治疗

（一）消除诱因

治疗慢性前列腺炎、精囊炎。

（二）抗菌药物治疗

根据细菌培养及药敏试验选择药物。

（三）局部热敷或理疗

以促进炎症消退。

（四）外科治疗

对于反复发作的慢性附睾炎，可考虑附睾切除或输精管结扎。

第三节　睾丸肿瘤

睾丸肿瘤少见，仅占全身恶性肿瘤的1％。据统计，睾丸肿瘤的发病有地区和种族差异欧美发病率较高，中国较低。

一、病因

隐睾被认为是发生睾丸肿瘤的危险因素，其发生肿瘤的机会比正常睾丸高3～4倍。睾丸肿瘤中有7％～10％发生在隐睾。据观察，10岁以后手术者不能防止，10岁前手术可明显减少，3岁前手术能避免发生肿瘤。另外，睾丸肿瘤与遗传、多乳症以及外伤睾丸萎缩、激素等亦有一定关系。

（一）精原细胞瘤

精原细胞瘤起源于睾丸原始生殖细胞，为睾丸最常见的肿瘤，多发生于中年以后，常为单侧性，右侧略多于左侧。发生于隐睾的概率较正常位睾丸高。本瘤为低度恶性。

肉眼观，睾丸肿大，有时可达正常体积的10倍，少数病例睾丸大小正常。肿瘤体积大小不一，通常直径为3～5cm。由于睾丸白膜比较韧厚，未被肿瘤破坏，故通常睾丸的原来轮廓尚保存。切面瘤组织呈淡黄或灰黄色，实体性，均匀一致如鱼肉，其中往往可见到不规则坏死区。镜下典型的精原细胞瘤有瘤细胞形态结构单一和间质内有淋巴细胞浸润两个特征。

（二）胚胎性癌

胚胎性癌起源于具有多分化潜能的原始生殖细胞，为高度恶性肿瘤，发病高峰在 30～40 岁，婴儿及儿童也可发生。肉眼观，睾丸肿大，肿瘤常侵犯睾丸被膜及附睾。切面肿瘤实性，灰红或灰黄色，常有广泛出血坏死，偶见小囊腔形成。镜下，以癌组织结构的多样性为特征。瘤细胞为未分化的大小不一、形态不规则的细胞，细胞核大、染色深、染色质粗、核分裂相较多。细胞排列成各种不规则的条索状、网状、腺体状、圆柱状、乳头状，偶有囊腔形成。间质的形态很不一致，有的为胶原纤维，有的为肿瘤性原始间叶组织，有的为肉瘤样间质。胚胎性癌常可与精原细胞瘤混合存在，或合并其他生殖细胞瘤。胚胎性癌生长迅速，对放射线不敏感，预后较差，转移较早，多经淋巴道转移到髂内、髂总淋巴结。血道转移到肝、肺等处也较常见。睾丸肿瘤病理分类方法较多，1986 年 Morse 等将各种常用的分类法总结归纳。根据这个分类，睾丸肿瘤可分为原发性和继发性两大类。

二、分期

睾丸肿瘤的准确分期是确定治疗方案和判断预后的主要依据。目前临床常用的分期方法如下。

TNM 分期：

T：肿瘤。

T_1：肿瘤局限于睾丸。

T_2：肿瘤侵犯睾丸鞘膜。

T_3：肿瘤侵犯精索。

T_4：肿瘤侵犯阴囊。

N：淋巴结。

N_0：无淋巴结转移。

N_1：1 个淋巴结转移，小于 2cm。

N_2：1 个以上淋巴结，小于 5cm。

N_3：转移淋巴结，大于 5cm。

M：远处转移。

M_0：无远处转移。

M_1：有远处转移。

三、临床表现

睾丸肿瘤多发生于性功能最活跃 20～40 岁的青壮年，虽然婴幼儿及老年人亦可发生，但较少见。睾丸肿瘤在早期症状不明显，典型的临床表现为逐渐增大的无痛性肿块，由患者自己、家属或医生常规检查时偶然发现，有半数患者常觉睾丸沉重，有时觉阴囊或下腹部、腹股沟牵拉感，在跳跃或跑步时明显，站立过久与劳累后始有局部症状加重伴下坠感或轻度疼痛，当遇有偶然碰击或挤压时，可使疼痛加剧，方引起患者注意而促使其就医。部分患者常有类似急性睾丸炎或附睾炎症状就诊。极少数睾丸恶性肿瘤患者的最初症状为肿瘤转移所致。如腹腔内转移淋巴结融合成团块压迫邻近组织和腹腔神经丛而引起腹部和后腰背部的疼痛，亦可伴有胃肠道梗阻症状，或因肺转移而出现咳嗽、气急、痰血。若系隐睾丸患者，当异位睾丸发生恶性病变时，常于盆腔内或腹股沟区出现逐渐增大的肿块。睾丸肿瘤有时可为双侧性同时或先后发生。睾丸肿瘤偶可引起内分泌失调的症状，多发生于滋养细胞癌、间质细胞癌及胚胎癌的患者，表现为男性乳房肥大、性早熟或女性化。

四、诊断

（一）肿瘤标志物

目前，应用最广的是甲胎蛋白（AFP）和人类促性腺激素（HCG）。90％以上纯精原细胞瘤不产生肿瘤标志物，非精原细胞瘤不产生肿瘤标志物者占10％，所以一旦临床上诊断睾丸肿瘤后应立即行睾丸切除术，不必等候肿瘤标志物结果。肿瘤标志物可作为观察疗效的指标，手术或化疗、放疗后迅速下降则预后较好，下降缓慢或不下降者可能有残余肿瘤。

（二）B超

可用于确定睾丸内肿瘤和腹股沟有无转移淋巴结等病状。

（三）CT及MRI

可发现腹膜后淋巴结转移灶＜2cm的病变。

五、治疗

睾丸肿瘤的治疗取决于其病理性质和分期，治疗可分为手术、放疗和化疗。首先应做经收股沟的根治性睾丸切除术。标本应做详细检查，了解肿瘤性质，治疗上有相当大的差别。一般统计精原细胞瘤65％～70％已有转移。如果纯精原细胞瘤无腹膜后淋巴结转移而已有肺、肝转移灶，应想到非精原细胞瘤成分，以下分别讨论治疗方案。

（一）精原细胞癌

睾丸切除后放射治疗，第1期90％～95％可生存5年，第2期5年生存率亦可达80％以上。联合化疗可提高生存率。

（二）非精原细胞癌

包括胚胎癌、畸胎癌、绒癌、卵黄囊肿瘤或各种混合组成肿瘤。腹膜后淋巴结转移极常见，由于对放射线不如精原细胞瘤敏感。因此，除睾丸切除外应同时行腹膜后淋巴结清扫术，在治疗过程中密切观察 HCG 及 AFP 的改变。

化疗在非精原细胞瘤中有一定地位，主要适应证：①预后不良的 I 期非精原细胞瘤，已侵及精索或睾丸，切除后瘤标仍持续升高者。②Ⅱ～Ⅳ期非精原细胞瘤。③晚期难治的肿瘤复发或用药无效，采用挽救性化疗方案。

（三）睾丸的继发肿瘤

睾丸继发性肿瘤罕见，一般可分为三类：淋巴瘤、白血病和转移性肿瘤。

（1）淋巴瘤 ①流行病学和病理学，淋巴瘤是50岁以上男性最常见的睾丸肿瘤，也是最多见的睾丸继发性肿瘤，约占睾丸肿瘤的5％。它有三种临床状态：广泛转移淋巴瘤的晚期表现；临床潜伏性疾病的最初表现；原发腺外疾病。②临床表现，常有无痛性睾丸肿大，1/4 的患者有一般性症状，50％的患者有双侧睾丸病变，通常不同步发生。③治疗和预后，睾丸根治术有助于明确诊断。进一步分期和治疗应根据病理学情况而定。预后与疾病分期有关。一些报道支持辅助化疗对原发睾丸淋巴瘤的作用，报道显示术后44个月的随访生存率达93％。

（2）睾丸白血病 浸润睾丸是患有急性淋巴细胞性白血病儿童的常见复发部位。1/2 的患者可表现为双侧性，睾丸活检而非睾丸切除作为诊断的选择方法。治疗常采用双侧睾丸用 20Gy 照射后加辅助化疗，预后仍不乐观。

（3）转移性肿瘤 转移到睾丸的肿瘤少见，这些病变常为尸检时偶然发现，最常见的原发部位肿瘤是前列腺癌，其次是肺癌、胃肠道癌、黑色素瘤和肾癌。典型的病理发现是肿瘤细胞位于含有相当比例的生精小管的间质中。

第四节 附睾和睾丸结核

多年来有关附睾结核的感染途径一直存在争论，过去一直被认为是经前列腺、输精管到达附睾尾部的，而目前则认为大多数附睾结核是由原发感染经血行播散引起的。附睾结核通常起始于附睾尾部，因为附睾尾部的血供比其他部位的更为丰富，附睾结核也可能与肾结核有关，但这种情况并不多见。肾结核病灶多只在显微镜下可见，且静脉尿路造影正常，从此病灶中排泄到膀胱的结核分枝杆菌数量极少，如此少量的结核分枝杆菌再经输精管感染到附睾的机会十分有限。这可以从临床上许多严重的结核性膀胱炎患者，尿中结核分枝杆菌阳性而同时并发附睾结核却很少这点得到证明。有时附睾结核为男性生殖系结核患者的首发和唯一症状，静脉尿路造影和尿结核分枝杆菌培养均为阴性，但从窦道和附睾结核标本能培养出结核分枝杆菌。以上资料均说明附睾结核以血行感染为主，而经尿路感染临床上并不多见。睾丸结核大多是附睾结核的直接蔓延，也可由血行感染引起。

附睾结核的主要病理改变为结核性肉芽肿、干酪样变、空洞形成和纤维化，结核侵犯输精管时，管壁增粗、变硬呈串珠状改变。附睾病变常于尾部开始，再向头、体部扩展。血行播散时，病变先位于附睾间质内，然后侵犯附睾管，输精管多无明显改变。附睾的干酪样变一旦蔓延到附睾之外，可与阴囊皮肤粘连，形成寒性脓肿。附睾结核可直接蔓延至睾丸，引起睾丸结核。但睾丸固有鞘膜对结核杆菌侵犯睾丸有阻止作用，常可见到附睾已完全破坏，而睾丸尚完好无损。

一、诊断要点

（一）生殖系结核

任何男性泌尿生殖系结核患者，都应仔细检查是否患有生殖系结核。

（二）附睾尾

附睾尾部扪及不规则硬结，伴或不伴有触痛，阴囊皮肤粘连甚至有窦道形成。

（三）输精管

输精管增粗、变硬，呈串珠状改变。

（四）阴囊

阴囊肿胀，附睾和睾丸的分界消失，浸润和硬结部与皮肤粘连，甚至破溃流脓。

（五）血精

血精或精液减少，直肠指检发现前列腺精囊不规则硬结，前列腺较正常缩小，有时会阴部可见窦道形成。

（六）肾结核

少数不典型肾结核患者，膀胱刺激症状不明显，而男性生殖系结核可能成为发现肾结核的重要线索。因此对诊断为生殖系结核的男性患者，必须了解有无肾结核，应做尿常规、尿结核分枝杆菌和静脉尿路造影检查，如检查结果正常，则可认为无临床肾结核而按生殖系结核进行治疗。

二、治疗

（一）药物治疗

生殖系结核的治疗原则同肾结核。由于生殖系结核对抗结核药物的治疗效果较好，故治疗时间可酌情缩短。前列腺和精囊结核经全身药物治疗后，一般不需手术治疗；早期附睾结核药物治疗即可治愈，并不一定要手术切除。

（二）手术治疗

对于附睾局部干酪样坏死严重，病变较大并有脓肿或窦道形成，或药物治疗效果不明显者，可行附睾切除。若附睾病变侵犯睾丸致睾丸结构破坏，可连同附睾将睾丸部分切除，术中应尽量保留睾丸。对于成年无生育需求的患者，为了防止病变向对侧附睾、睾丸蔓延，可在手术切除病侧附睾的同时，结扎对侧输精管。

第九章
阴茎与精囊疾病

第一节　阴茎肿瘤

阴茎癌为常见的男性生殖系统恶性肿瘤之一。阴茎癌的病因仍不十分清楚，但根据临床观察及统计数字表明，揭示阴茎癌的发病与包茎或包皮过长有密切关系。多发生于中年人，较阴茎乳头状瘤患者发病年龄大 10 岁，所以在初期可能为乳头状瘤，经若干年后转移为鳞状细胞癌。

一、临床表现

发病年龄多在 35 岁以上，有包茎或包皮过长、包皮炎的病史。最初表现为阴茎头丘疹、疣样新生物或硬结，尤以沿冠状沟区多见，一般治疗均不能阻止其生长扩大，直至出现溃疡及溃烂不断扩大。在包茎内的病变不能察见，患者可感到阴茎头部有痒感，继则注意到包皮外口有恶臭的脓性分泌物渗出，直至包皮溃破穿孔，肿瘤逐渐外露，呈菜花状。阴茎癌一般不影响排尿，患者亦无特殊不适，病变发展为进行性的阴茎溃烂。患者就诊时，一般都有腹股沟淋巴结肿大，但多数由于阴茎癌并发局部感染所致，仅少数为肿瘤转移。

二、诊断与鉴别诊断

诊断本病，一般多无困难。如阴茎癌已经溃破，基底部硬实，肿瘤呈菜花状外翻，分泌物多有恶臭。当病变仅有硬结尚未破溃，如有包皮覆盖，则应行包皮环切将病变部位暴露，局部活组织病理检查，可明确诊断。阴茎鳞状细胞癌应与阴茎巨大尖锐湿疣鉴别。后者体积常较大，形成菜花状充满于包皮内，有时可穿出包皮或压迫阴茎头引起海绵体萎缩或破坏，可有继发感染，形成溃疡，而误认为阴茎鳞状细胞癌。

三、治疗

诊断一经明确，即行手术治疗，放射治疗和化学治疗对提高治愈率和生存率有一定作用。

(一)手术治疗

如肿瘤较局限，可行阴茎部分切除术，切线距肿瘤2cm之外。如病变已波及大部分阴茎，则行阴茎全切除术，术中将尿道开口移植在会阴部，取蹲位排尿。对有淋巴结转移者，应做两侧腹股沟淋巴清扫切除术，必要时包括清扫切除股管及髂窝淋巴结，阴茎癌切除手术与淋巴结清扫手术可同期或分期进行。对不能明确病变性质的肿大淋巴结，可在切除阴茎癌肿术后2~3周视淋巴结变化情况，再决定是否施行双侧腹股沟淋巴结清扫术。

(二)放射治疗

放射治疗作为术后辅助措施，可提高治疗效果。

(三)化学治疗

平阳霉素对阴茎癌有较好效果，配合手术治疗可提高疗效。

第二节 阴囊肿瘤

一、阴囊良性肿瘤

阴囊的良性肿瘤主要有皮脂腺瘤（皮脂腺囊肿）、纤维瘤、血管瘤、脂肪瘤。

(一)诊断依据

1. 阴囊皮脂腺瘤

位于阴囊皮肤或皮下组织生长缓慢的肿块，与皮肤有粘连，质硬，光滑，可被推动，无压痛。合并感染时有红肿、疼痛，病理检查示内容物为皮脂腺。

2. 阴囊纤维瘤

阴囊内生长缓慢的肿块，小而坚硬，无不适。个别巨大者可达拳头大小，此时坠痛不适，影响排尿。病理检查示肿块由纤维母细胞组成，细胞之间有胶原组织，无有丝分裂像。

3. 阴囊血管瘤

阴囊血管瘤为胚胎发育异常而形成的一种血管先天性畸形。病变在皮内，不在皮下。阴囊可扪及青色的较小柔软肿物，病理学检查示肿瘤由群集的薄壁微血管组成，管壁内衬单层成熟的内皮细胞，管外有薄层网状纤维，管腔内含血液。

4. 阴囊脂肪瘤

位于阴囊皮下，缓慢生长的质软肿物，有阴囊坠胀感。阴囊内可触及分叶状、质地软的肿块，与周围组织界限清楚。病理检查肿瘤由成熟脂肪组织构成，小叶大小不规则，并有不均匀的结缔组织间隔存在。

(二) 治疗方案

肿瘤较小或无症状者，可定期检查。肿块增长较快，或出现症状，可手术切除。手术切除后预后良好。

二、阴囊癌

(一) 概述

阴囊鳞状细胞癌，又称阴囊癌。病因不明，多有煤烟、沥青、酚油等物质长期接触史，因此与职业因素有关。多见于 50～70 岁，多经淋巴途径转移。Ray 将阴囊癌分四期。A_1 期：病变局限在阴囊。A_2 期：病变累及邻近器官，如阴茎、精索，但没有其他转移。B 期：可切除的腹股沟或髂腹股沟淋巴结转移。C 期：髂腹股沟淋巴结转移无法切除。D 期：有远处转移，如肺、主动脉旁淋巴结等处。

(二) 诊断依据

(1) 阴囊皮肤出现无痛性疣状或丘疹状隆起，质地较硬。突出于阴囊表面，中央可凹陷形成溃疡伴出血，坏死及脓性分泌物。

(2) 腹股沟淋巴结肿大。

(3) 活检可证实。

(三) 治疗方案

1. 手术切除

原发病灶切除范围应包括肿瘤边缘 2～3cm 的正常阴囊皮肤，一般可保留阴囊内容物。腹股沟淋巴结有转移，可在原发肿瘤切除后 2～6 周行淋巴结清除术。

2. 放射治疗及化疗

效果不满意，可在手术治疗后作为辅助治疗。

（四）评述

先行病灶切除，并行双侧腹股沟肿大淋巴结活检术，证实转移后行清扫术，这对减少盲目的清扫术，提高患者的生存率和减少术后并发症至为重要。是否存在淋巴结转移是影响阴囊癌患者生存的重要因素。对于有明确转移者，应积极行腹股沟或髂腹股沟淋巴结清扫术，以提高患者生存率。本病预防在于改善工作环境，避免致癌物质的侵害，局部保持清洁，可避免或减少阴囊癌的发生。预后取决于临床分期，A 期 5 年存活率 50％～70％，B 期以上＜30％。

三、阴囊炎性癌

（一）概述

阴囊炎性癌又称阴囊 Paget 病、湿疹样癌，是一种少见的恶性肿瘤，易被误诊为湿疹、皮炎或股癣。发病机制还不十分清楚，目前主要有以下三种学说。

（1）根据 Paget 病多发于汗腺区域及 Paget 细胞和汗腺细胞在组织和超微结构方面的类似性，据此推断本病为汗腺腺癌表皮内转移。

（2）由表皮细胞直接恶变而来，是一种特殊类型的表皮原位癌，进而侵犯下方的汗腺及邻近器官。

（3）由一种尚不清楚的癌基因突变引起，其产生多中心的上皮组织致癌效应，作用于表皮可致 Paget 病，作用于其他上皮产生汗腺癌或内脏器官肿瘤。因部分患者可伴有其他组织或器官的腺癌，目前大多倾向于第三种学说。

阴囊 Paget 病多见于老年患者，病程较长，进展缓慢，有经历几年或十几年者。

（二）诊断依据

（1）局部皮肤瘙痒、糜烂、渗液、结痂、脱痂后仍有糜烂渗液，皮损范围逐渐扩大。

（2）皮肤病变均表现为红斑样皮损，微隆于正常皮肤，边界清楚，但不规则如地图状。病灶表面粗糙，可见结痂、糜烂或渗液，少数见丘疹，色素沉着，病变的周边与正常皮肤有分界。

（3）腹股沟淋巴结肿大，多为炎症性、必要时活检以排除肿瘤转移。

（4）病理学检查在表皮的基底层或棘层下部找到 Paget 细胞，该细胞大而圆，胞浆丰富、淡染，胞核大而圆或不整、染色较淡、可见丝状分裂。细胞可单个散在，增多时可聚集成巢状，无细胞间桥，真皮内常可见到明显的炎性细胞浸润。

（三）鉴别诊断

1. 阴囊皮肤癌（鳞癌）

有长期从事化学工业工作的病史，肿瘤为单发或多发的疣状或扁平隆起。腹股沟部可触及肿大的淋巴结，活检可明确诊断。

2. 阴囊湿疹

发病可能与过敏因素有关。患者阴部瘙痒，阴囊表面有软痂，反复发作者皮肤增厚，粗糙呈苔藓样。抗过敏治疗有效，可发生于任何年龄。

（四）治疗方案

（1）活检证实为 Paget 病，则应及早手术治疗。目前治疗以阴囊局部扩大切除术为首选，切除病变之阴囊皮肤全层，切缘宜距病灶 2cm 以上。手术时可有皮肤缺损，一般经皮肤松解均能缝合，不能缝合的病例，应行皮瓣转移或游离植皮术。如睾丸鞘膜受侵犯，则应同时切除睾丸。如腹股沟淋巴结阳性则需行包括睾丸、精索、腹股沟淋巴结及髂腹股沟淋巴结在内的根治性切除。

（2）对有禁忌证或无法手术者可放疗，放射以 X 线或 β 射线为宜，剂量＞270Gy。

（3）局部化疗药物涂布通常用 1‰ 5-FU 软膏，可使皮损面积缩小，改善瘙痒症状。亦可外照射辅以 5-FU 软膏，有一定疗效。

（五）评述

本病临床上多表现为乳头状增生与溃烂交替出现，由于皮损处可出现瘙痒、渗液、糜烂、结痂等，亦称为慢性湿疹样癌或炎性癌，临床上极易误诊为阴囊皮肤慢性湿疹或炎症。为避免漏诊，故对治疗 6～8 周没有好转的阴囊皮肤湿疹样改变者，应常规活检以早期诊断。本病手术治疗预后良好。

第三节　精囊肿瘤

精囊常见的良性肿瘤有精囊囊肿、乳头状腺瘤、囊腺瘤、纤维瘤和平滑肌瘤等。恶性肿瘤以乳头状腺癌居多，肉瘤罕见。

一、精囊囊肿

(一)概述

精囊囊肿，临床罕见，但随着影像学诊断技术的发展及对本病认识的提高，病例报告逐渐增多。1872 年 Smith 首次报告本病，国内 1956 年贺宗理首次报道，两侧发病率相近。精囊囊肿分先天性和后天性两种，前者常伴同侧肾、输尿管发育异常，国内统计占 22.7%，与常染色体显性遗传的成人多囊性肾病的关系已引起学者的重视，其机制是由于多个器官的基底膜普遍缺失，其中包括精囊的基底膜缺失；后天性多见于成人，因炎症致射精管或精囊憩室口的狭窄、闭锁，引起不同程度梗阻所致。

(二)诊断依据

1. 症状

(1)血精 精液外观呈粉红色、暗红色或咖啡色，可持续数年，常无射精痛。22~44 岁多见，以血精为首发症状而就诊者占 40% 左右；囊肿合并精囊结石者，在排出血性精液时常有小结石排出。

(2)血尿 可为全程血尿，也可为初始或终末血尿，尤以排精后初血尿多见。

(3)排尿困难 由于囊肿压迫膀胱颈及后尿道所致，其排尿困难程度与囊肿大小及位置有关。国内报道精囊囊肿引起排尿困难者占 9.1%，囊肿容量达 400~800mL。部分患者有尿频、尿急等膀胱刺激症状。

(4)不育 除先天性精囊发育异常外，还有射精管狭窄或梗阻导致少精子症、弱精子症。长期慢性精囊炎致精囊萎缩，功能严重减退，生育力降低。部分患者还合并有慢性附睾炎，影响精子输出。国内统计精囊囊肿合并不育占 6.8%。

2. 直肠指诊

在前列腺侧上方精囊区可扪及囊性肿物，较大时双合诊阳性，按压囊肿有时可获分泌物。

3. 影像学检查

(1)B 超 以经直肠 B 超效果较好，精囊区可见囊性结构，呈无回声特征，并可了解囊肿大小，易与实质性肿块鉴别。可分辨出病变与前列腺、精囊的关系。经腹 B 超可了解同侧肾、输尿管是否缺如或发育不良。

(2)CT 平扫示囊肿为水样密度、边缘光滑、囊壁薄，增强扫描囊壁稍增强。较大囊肿可推移。

(3)MRI 一般单纯性囊肿 T_2 加权为低信号，T_1 加权为高信号。囊肿内含有精子等其他物质或出血时，T_2 加权为中等信号。MRI 可清楚地显示盆腔内各脏器解剖及与囊肿的关系，部分患者甚至可见到在前列腺内扩张的射精管。

（4）IVU　可显示有无同侧肾缺如、肾发育不良及膀胱受压变形，对精囊囊肿诊断提供参考。

（5）精道造影　目前多采用经皮穿刺输精管造影，对精囊囊肿诊断有重要价值，可显示精囊囊肿的位置、形态，大小、是否合并精囊结石及精道有无狭窄。

（三）鉴别诊断

需与前列腺囊肿、苗勒管囊肿、扩大的前列腺囊、射精管囊肿、输精管囊肿相鉴别，最具价值的应为精道造影，其次应结合 B 超等检查。

（四）治疗方案

根据囊肿的大小，临床症状及有无并发症来决定。

1. 非手术治疗

适于囊肿较小，症状轻，年轻患者，并定期随访。对合并感染，有血精症状者，应予口服抗生素。止血药治疗，必要时可用 5α 还原酶抑制剂。

2. 手术治疗

适于囊肿较大，并发结石，症状明显且难以治愈者。方法有囊肿切除或患侧精囊切除、耻骨上"袋形缝合术"、经尿道囊肿去顶术，亦可行腹腔镜下手术。

3. 囊肿穿刺

抽出囊液后注入无水乙醇或四环素液，可使囊肿缩小。

4. 经尿道手术

对射精管狭窄、闭锁引起精囊囊肿者应行经尿道射精管口切开或精阜切除术，以解除梗阻，充分引流。

（五）评述

精囊囊肿虽少见，但近年报告逐渐增多，主要是因为经直肠 B 超及精道造影的广泛应用。尤其是精道造影对精囊囊肿诊断和鉴别诊断有决定性意义。本病常合并同侧肾、输尿管发育异常，注意不要遗漏诊断。治疗上对囊肿小者可予观察；对囊肿大、症状重、并发结石，少、弱精症者应手术治疗。手术方法及手术径路应根据不同情况来选择。耻骨上经膀胱入路用于囊肿较大且位于近中线之精囊囊肿，注意勿损伤输尿管；膀胱侧入路多用于儿童及囊肿位于膀胱外侧的单侧大囊肿；膀胱后入路多用于双侧精囊囊肿的手术；腹腔镜下手术具微创等优点。部分单纯囊肿患者亦可行囊肿穿刺注入硬化剂，疗效满意。

二、精囊良性病变

(一) 精囊良性肿瘤

精囊良性肿瘤报道不多，常见的精囊良性肿瘤有乳头状腺瘤、囊腺瘤、纤维瘤、平滑肌瘤、畸胎瘤等。乳头状腺瘤和囊腺瘤起源于胚胎残基，多为中年发病。临床表现与影像学酷似单纯性精囊囊肿。由于小的良性肿瘤几乎无症状，物理检查又很难发现，目前尚无精确诊断的影像学方法。若发现精囊内孤立性肿物，无局部播散证据，应考虑精囊良性肿瘤的诊断。若肿瘤体积小、无症状，可密切随访。若肿瘤增大或引起症状，则手术切除是首选治疗方法。

(二) 精囊淀粉样变

据统计，男性尸检中精囊上皮下淀粉样沉积的发生率为 4%～17%，在大于 76 岁的男性中可高达 20%。因老年人常合并膀胱癌、前列腺癌等病变，故有可能将老年性淀粉样变（amyloidosis）引起的精囊增大误认为癌性浸润。虽然盆腔 MRI 检查尚不能确诊，但可鉴别有无肿瘤侵犯。在全身性淀粉样变的患者，虽有多系统、器官的血管、肌肉发生淀粉样沉积，但精囊可不受累；而老年性精囊淀粉样变者，可只有精囊受累，并不累及血管壁。症状可有血精、腹股沟痛及尿路刺激症状。直肠指检（DRE）示精囊增厚或触痛。确诊依赖于病理检查。无症状患者可不予治疗；症状明显者可行精囊切除术。

三、精囊恶性肿瘤

(一) 精囊腺癌

原发性精囊癌，多为腺癌，临床罕见。1871 年由 Berger 首次报告本病。以 60 岁左右居多。

1. 诊断依据

（1）临床症状　血精、间歇性血尿、尿频、尿液中有稠厚胶样物。肿块大时可引起排尿困难，甚至尿潴留。晚期出现里急后重和继发性附睾炎。大便带血提示肿瘤侵及直肠。

（2）直肠指检　前列腺上方可触及不规则纺锤形硬块，呈囊性或实性，有时与前列腺融合而分界不清。

（3）膀胱镜检查　可见三角区受压变形、移位。

（4）肿瘤标志物　血 PSA、PAP 及 CEA 阴性，CA-125 升高可提示精囊癌。

（5）影像学检查　B 超、CT 可明确肿瘤的部位及与周围组织的关系；精囊造影可显示精囊内有充盈缺损、梗阻、变形等；IVU 有助于判断输尿管是否被累及；必要时可在 TRUS 引导下经直肠穿刺活检以明确病理性质。骨转移呈溶骨性改变。

（6）病理检查　为乳头状腺癌，如属未分化癌尚有黏液生成。部分病例需免疫组化方可确诊，精囊癌 PSA、PAP、CEA 阴性，CA-125 阳性。

2. 鉴别诊断

（1）前列腺癌　DRE 示前列腺坚硬如石或前列腺有硬结，血 PSA 升高。前列腺穿刺活检可帮助诊断，免疫组化示 PSA 阳性。

（2）结肠、直肠癌　有排便习惯改变及血便史，血 CEA 升高，纤维结肠镜检查可见肠内肿物，肠镜下活检可确诊。

3. 治疗方案

（1）应首选手术治疗　对局限于精囊而无前列腺浸润的可行单纯性精囊切除；对已侵犯前列腺者可行根治性前列腺、精囊切除术；对于肿瘤较大，周围有侵犯者可行双侧精囊、前列腺、膀胱，甚至包括直肠的根治性切除术。

（2）放疗及化疗　可作为辅助治疗方法。

（3）抗雄激素治疗　包括使用雌激素，可延长患者生命。目前多主张综合治疗。

4. 评述

原发性精囊腺癌，可发生在任何年龄段的男性中，以 60 岁左右多见。早期常无症状，晚期可有血精、血尿、排尿困难、尿痛、尿潴留、里急后重、便秘等。精囊癌多无完整包膜，主要侵及前列腺、膀胱，但很少累及直肠。以局部淋巴结转移为主，晚期可发生远处转移。骨转移多表现为溶骨性改变。

1956 年 Dalgard 和 Giertsen 提出诊断原发性精囊肿瘤标准如下所述。

（1）肿瘤必须局限于精囊内。

（2）全身其他部位无原发性肿瘤生长。

（3）病理为乳头状腺癌，如属未分化癌应有黏液生成。临床诊断主要依据精道造影、CT 和 TRUS，而直肠指检（DRE）常不能扪及肿块全部情况，且侵犯前列腺者触诊很难鉴别。治疗以手术为主，辅以雌激素治疗和放射治疗可延长患者生命。预后一般较差，因发现往往多为晚期，但亦有存活 12.5 年的报告。

（二）精囊肉瘤

精囊肉瘤报道极少，一般为平滑肌肉瘤。除病理确诊外，无特殊表现，症状极似精囊腺癌，主要有血精、前列腺侧上方可触及包块及排尿困难等。这些肿瘤病情进展迅速，预后较差。目前尚无统一的治疗方案，可行根治性切除或单纯精囊切除术，术后辅以放疗、内分泌治疗。预后不良。

参考文献

[1] 杨新选. 实用泌尿外科诊断与治疗 [M]. 长春: 吉林科学技术出版社, 2014.

[2] 孙治昆, 王宽宇, 柯黎黎. 实用临床泌尿外科诊疗学 [M]. 昆明: 云南科技出版社, 2015.

[3] 吴宏飞. 现代泌尿外科诊疗指南 [M]. 南京: 东南大学出版社, 2005.

[4] 李桂民, 谷振祥, 刘晓华. 急症泌尿外科 [M]. 天津: 天津科学技术出版社, 2009.

[5] 杨登科, 陈书奎. 实用泌尿生殖外科疾病诊疗学 [M]. 北京: 人民军医出版社, 2015.

[6] 丁照亮. 当代外科诊断与治疗 [M]. 长春: 吉林科学技术出版社, 2017.

[7] 刘海军. 肾脏疾病基础与临床 [M]. 青岛: 中国海洋大学出版社, 2013.

[8] 张延可, 刘素娟, 张莉莉, 等. 临床肿瘤的综合治疗 [M]. 天津: 天津科学技术出版社, 2011.

[9] 喻姣花, 李素云. 器官移植分册 [M]. 武汉: 华中科技大学出版社, 2017.

[10] [日] 吉田修. 吕家驹, 等译. 泌尿外科肿瘤学 [M]. 济南: 山东科学技术出版社, 2006.

[11] 王纪三, 梁甲旭, 黄伟, 等. 现代临床泌尿外科学 [M]. 北京: 科学技术文献出版社, 2012.

[12] 王林辉. 泌尿外科住院医师手册 [M]. 上海: 上海科学出版社, 2016.

[13] 乔良伟, 等. 泌尿外科诊断与治疗精要 下 [M]. 长春: 吉林科学技术出版社, 2016.

[14] 刘强. 精编临床泌尿外科新进展 [M]. 西安: 西安交通大学出版社, 2014.

[15] 曹波, 彭衍琛, 李汉智. 外科常见病诊治 [M]. 石家庄: 河北科学技术出版社, 2013.

[16] 熊明月, 钟启胜, 夏医君, 等. 外科临床实践 [M]. 石家庄: 河北科学技术出版社, 2013.

[17] 李州利. 泌尿外科诊疗与风险防范 [M]. 北京: 人民军医出版社, 2011.

[18] 那彦群, 孙则禹, 叶章群等著. 中国泌尿外科学史 [M]. 第2版. 上海: 第二军医大学出版社, 2011.

[19] 戴宇平. 泌尿外科疾病临床诊断与治疗方案 [M]. 北京: 科学技术文献出版社, 2010.

［20］申永璋，毕宝亮，王雪平，等．外科疾病的现代诊断与治疗［M］．天津：天津科学技术出版社，2011.

［21］那彦群，李鸣．泌尿外科学高级教程［M］．中华医学电子音像出版社，2016.